자연에서 찾은 피부 회복의 비밀

스피큘 테라피

Spicule Therapy

조창묵 지음

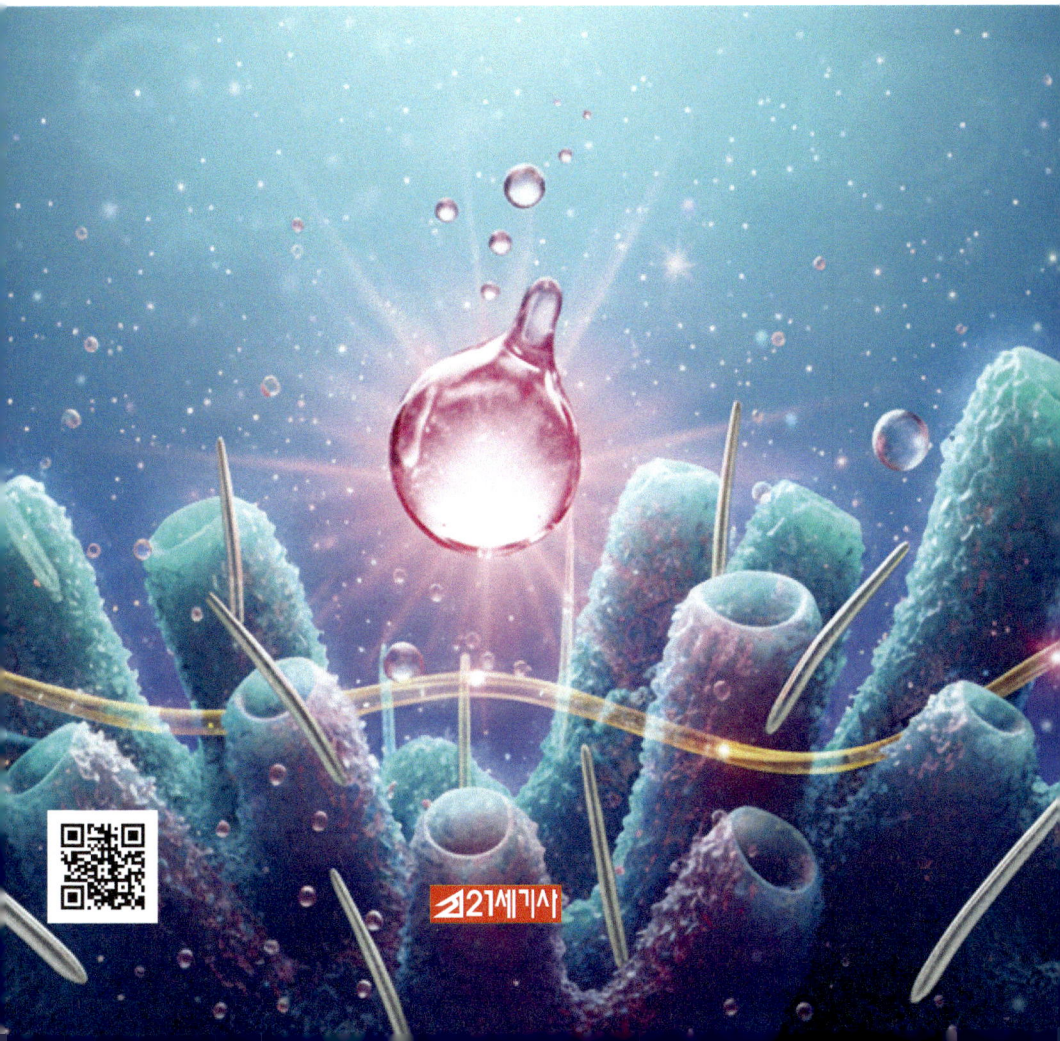

21세기사

Spicule Therapy

오래도록 건강하고 아름답게 살고 싶은 마음은 누구나 가지고 있는 자연스러운 본능입니다. 시간이 흐르면서 몸의 변화는 피할 수 없지만, 그중에서도 거울 속의 낯선 모습은 우리를 가장 무력하게 만들곤 합니다. 비록 질병이라 부르진 않지만, 변해버린 외모는 자신감을 앗아가고, 깊은 좌절감을 안겨줍니다.

하지만 젊고 건강한 피부는 단순한 겉모습 이상의 의미를 지닙니다. 잃어버린 자신감을 되찾아주고, 우리 몸과 마음에 활력을 불어넣어 행복한 삶의 원동력이 되어줍니다. 평균 수명이 늘어나면서 건강하고 젊은 피부를 유지하고자 하는 욕구는 더욱 커졌고, 올바른 피부 관리는 이제 선택이 아닌 필수 요소가 되었습니다. 효과적인 피부 관리는 햇빛, 기후, 화학물질과 같은 외부 환경으로부터 피부가 손상되는 것을 막는 예방 활동이지만, 아쉽게도 한 번 손상된 피부를 원래대로 되돌리는 것은 매우 어렵고 많은 시간과 노력이 필요합니다.

최근 피부 과학 분야에서 혁신적인 성분으로 주목받는 스피큘은 전통적인 스킨케어의 한계를 넘어 유효 성분의 흡수율을 높이고, 근본적인 피부 재생을 촉진하는 데 중요한 역할을 합니다. 미세한 자극을 통해 피부 본연의 재생 메커니즘을 활성화하는 스피큘은 더마 코스메틱과 전문 에스테틱 분야에서 활발히 활용되며 많은 관심을 받고 있습니다.

이 책에서 다루는 **스피큘 테라피(Spicule Therapy)**는 노화와 유해 환경으로부터 지친 피부를 회복시키는 새로운 방식의 솔루션입니다. 생리학적 피부 재생 시스템을 활용하는 스피큘 테라피를 통해 잃어가는 피부의 생기를 되찾고, 더욱 활기찬 삶을 살아가는 데 도움이 될 수 있기를 바랍니다.

CONTENTS

1
스피큘 테라피를 이해하기 위한 피부 과학의 기본

1 피부의 구성   14
- 1) 표피 (Epidermis)   16
- 2) 진피(Dermis)   26
- 3) 피하조직 (Hypodermis)   31
- 4) 피부 부속 기관(Skin Appendages)   33

2 피부의 역할   38
- 1) 보호 기능(Protective Function)   38
- 2) 체온 조절(Thermoregulation)   41
- 3) 감각 기능(Sensory Function)   43
- 4) 배설 기능(Excretory Function)   44
- 5) 비타민 D 합성(Vitamin D Synthesis)   44
- 6) 기타 기능   46

2
피할 수 없는 노화, 현명하게 관리하는 법

1 피부 노화의 원인   50
- 1) 피부 노화의 정의   50
- 2) 내인성 노화 : 내부 요인   53

    (1) 유전적 소인 및 세포 노화   53
    (2) 호르몬 변화의 영향   54
    (3) 활성산소 및 미토콘드리아 기능 장애   56
  3) 외인성 노화 : 환경 및 생활 습관 요인   58
    (1) 광노화 : 자외선의 지배적인 역할   58
    (2) 광노화 메커니즘   60
  4) 기타 환경적 요인   61
  5) 생활 습관 선택   62

2 피부 노화 예방 및 관리 방법   63
  1) 일상적인 스킨케어 기본   64
    (1) 효과적인 클렌징 및 각질 제거   64
    (2) 최적의 보습 및 피부 장벽 강화   65
    (3) 필수 자외선 차단 : SPF 및 PA 이해   65
  2) 건강한 피부를 위한 생활 습관 개선   67
    (1) 균형 잡힌 영양 및 항산화 식품 섭취   67
    (2) 규칙적인 운동 및 스트레스 관리   68
    (3) 충분한 수면 및 건강한 습관   69
  3) 전문적인 의료 및 미용 관리   70
    (1) 비침습적 관리 (레이저, HIFU, 고주파)   70
    (2) 주사 관리 (보톡스, 필러, 스킨 부스터)   71
    (3) 박피술 및 성형 수술   73
    (4) 스피큘 테라피 (Spicule Therapy)   74

3 주름이 생기는 이유   75
  1) 노화로 인한 주름   75
  2) 외부적인 요인으로 인한 주름   75

4 모공이 넓어지는 원인   76
  1) 피지 분비선의 비정상화   77
  2) 피부 노화에 의한 모공확장   77

3
필 링 : 피부 재생의 다양한 접근

1 에스테틱 필링(딥클렌징)   80
2 산필링 (화학적 박피술)   84
3 물리적 박피술   89
4 레이저 박피술   90
   1) 소프트 필링   90
   2) IPL(Intense Pulsed Light)   90
   3) 어븀 야그 레이저(Erbium YAG Laser)   91
   4) Nd:YAG 레이저(Neodymium-doped Yttrium Aluminum Garnet Laser)   91
   5) CO_2 레이저(CO_2 Laser)   92
      (1) CO_2 레이저 부작용 사례   93
      (2) CO_2 레이저 종류   93
5 천연 약초필링   94
   1) 천연 약초필링의 유래와 역사   95
   2) 근, 현대 필링의 발전과 약초 필링의 도약   98
   3) 천연 약초필링의 원리 및 주요 성분   100
   4) 대표적인 천연 약초필링   101
      (1) 미세약초침   101
         ① 미세약초침 주성분 골편의 유래   101
         ② 미세약초침에 함유된 8가지 약초 성분과 역할   103
         ③ 미세약초침의 주요 효능   106
      (2) 슈라멕 그린필   107
      (3) 알라딘 필링   109
   5) 천연 약초필링에 대한 소비자 인식   109

| 6 | 스피큘 테라피(원데이필 1Daypeel) | 111 |
| 7 | 필링 후 피부 관리의 핵심 원칙 | 111 |

4
스피큘 테라피의 원리와 효과 :
피부 속을 깨우는 미세한 기적

1	해면의 분류 및 구조적 특징	117
	1) 동물계내 해면의 위치 및 원시적 특성	117
	2) 수관계 구조 유형 및 기능	118
	3) 골편의 화학적 구성 및 형태	121
2	스피큘(Spicule)의 정체	123

5
스피큘 테라피(1Daypeel Skin Care)

1	스피큘 테라피의 원리	128
2	스피큘 테라피 관리 후 피부 변화	131
	1) 따끔거림	131
	2) 붉음증 (홍조 현상)	132
	3) 모공 확대와 피지 분비량 증가	132
	4) 붓기 현상(부종)	133
	5) 건조함과 가려움증	134
	6) 각질탈락	134

3	피부 타입별 스피큘 테라피 관리 주기	139
4	스피큘 테라피의 효능 효과	140
	1) 피부 톤 개선 및 브라이트닝	140
	2) 주름 및 색소 개선	141
	3) 튼살	142
	4) 모공 축소 / 잡티 완화 / 트러블 개선	143
	5) 여드름	144
5	스피큘 테라피 관리 순서(얼굴) : 1Daypeel 사용 기준	145

6

스피큘 테라피와 여드름 관리

1	여드름균의 특징	149
2	여드름 발생 원인	150
	1) 피지 과다 분비	150
	2) 모낭 각화 이상	150
	3) 여드름균 증식 및 염증 반응	150
	4) 기타 요인	151
3	스피큘 테라피가 여드름 관리에 탁월한 이유	151
4	여드름용 스피큘과 일반 스피큘 차이	152
5	스피큘 테라피의 여드름 관리 횟수 및 주기	153
	1) 성장기 여드름	153
	2) 여드름 및 여드름에 의한 흉터	153
	3) 등드름 및 가슴 여드름	156
6	스피큘 테라피 여드름 관리순서 : 1Daypeel Pcne 사용 기준	157

7

스피큘 테라피와 두피필링

1	두피와 피부의 차이점	162
	1) 모낭과 모발의 밀도	162
	2) 피지선(기름샘)의 분포	162
	3) 혈액순환과 신경 분포	163
	4) 피부 장벽 기능	163
	5) 두께	163
	6) 미생물 환경(마이크로바이옴)	164
2	스피큘 테라피 두피필링(Scalp Peeling using 1Daypeel)	164
3	두피 필링의 기대 효과	165
	1) 노폐물 및 각질 제거	165
	2) 모발 성장 환경 개선(탈모 예방)	166
	3) 두피 트러블 완화	167
	5) 제품 흡수율 증대	168
	6) 두피 노화 방지	168
4	두피필링 관리(시술)방법 : Alfays Dupipeel 사용 기준	168
5	두피필링에 필요한 도구	170

8

임플란팅 코스메틱(Implanting Cosmetic) : 새로운 화장품의 시대

1	스피큘 vs 하이드롤라이즈 스폰지	173
2	임플란팅 코스메틱(Implanting Cosmetics)	176
	1) 더마필홈(필링포유) 과 원데이필 스피큘의 차이점	177
	2) 발현 증상의 차이	178
	3) 더마필홈(필링포유)이 적합한 사람들	178
4	더마필홈(필링포유) 사용 방법	179
	1) 피부관리실 사용시	179
	2) 홈케어 사용시	180

참고문헌 　　　　　　　　　　　　　　　　　　　　　　181

맺음말 : 젊음과 건강을 되찾는 여정 　　　　　　　　　185

　　부록1 : 스피큘 테라피 관리 후 주의사항 　　　　　187
　　부록2 : 스피큘 테라피 이후 피부관리 방법 　　　　188
　　부록3 : 스피큘 테라피(1Daypeel) 관련 Q&A 　　　191

　　법적고지 　　　　　　　　　　　　　　　　　　217

찾아보기 　　　　　　　　　　　　　　　　　　　　218

1

스피큘 테라피를 이해하기 위한
피 부 과 학 의 기 본

스피큘 테라피를 보다 쉽게 접근하기 위해서는 피부를 구성하는 주요 층인 표피, 진피, 피하조직의 특징을 분석하고, 각 층과 그에 속한 부속 기관들이 수행하는 생리적 역할 및 상호작용을 다각적으로 조명하여 피부의 복합적인 기능을 이해하여야 한다. 그리고 피부의 구조와 기능에 대한 명확한 이해는 피부 질환의 예방 및 치료, 그리고 전반적인 신체 건강 관리의 중요한 기반이 된다.

1 피부의 구성

피부는 인체에서 가장 큰 기관으로, 우리 몸의 근육과 내부 장기를 덮어 보호하는 상피조직이다. 성인 몸무게의 약 7%를 차지하며, 평균 두께는 약 1.5mm에 달한다. 단순한 외부 보호막을 넘어, 피부는 체온 조절, 감각 인지, 비타민 D 합성, 배설 등 생명 유지에 필수적인 다양한 생리적 기능을 수행하는 복합적인 기관이다.

피부는 우리 몸 전체에 분포하며, 외부 환경으로부터 신체를 보호하고 체온을 조절하며 감각을 느낄 수 있게 하는 상피조직으로 정의된다. 피부의 두께는 신체 부위별로 상당한 차이를 보인다. 예를 들어, 발바닥과 손바닥은 피부 중 가장 두꺼운 부분에 속하며, 눈꺼풀, 고막, 외음부는 가장 얇은 부분이다. 피부를 펼쳐놓는다면 총면적이 약 1.6~1.8㎡이고, 무게는 체중의 약 7%를 차지한다. 두께는 부위, 성별, 연령에 따라 차이가 나겠지만 가장 두꺼운 손, 발바닥의 경우 약 6㎜, 가장 얇은 눈꺼풀의 경우 0.5㎜로, 평균 약 1.2㎜의 두께를 지니고 있다.

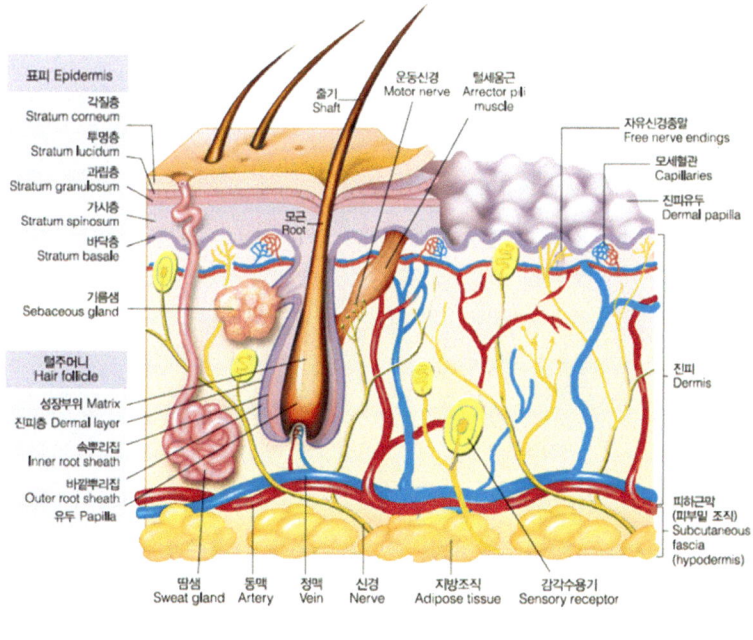

〈피부 구조〉

피부는 크게 표피(Epidermis), 진피(Dermis), 피하조직(Hypodermis 또는 Subcutaneous tissue)의 세 가지 주요 층으로 구성된다. 각 층은 고유한 구조와 기능을 가지며, 상호 유기적으로 연결되어 피부의 복합적인 역할을 수행한다.

피부의 각 층은 단순히 물리적으로 나뉜 것이 아니라, 특정 기능에 최적화된 구조적 특성을 지니고 있다. 표피는 외부 자극으로부터 신체를 보호하는 최전선 방어막 역할을 수행하며, 진피는 피부의 탄력과 강도를 유지하고 표피에 영양을 공급하는 지지 구조를 형성한다. 피하조직은 충격 흡수, 단열, 에너지 저장 등 보다 심층적인 보호 및 대사 기능을 담당한다. 이러한 층별 구조는 생체 조직이 환경적 요구와 생리적 필요에 따라 고도로 분화하고 적응하는 원리를 보여준다. 피부는 단일 기능이 아닌 다기능을 수행하기 위해 여러 층이 복합적으로 작용하는 '모듈형' 기관이며, 이러한 구조적 분화는 피부가 다양한 외부 환경 변화에 효과적으로 대응하고 내부 항상성을 유지하는 데 필수적이다.

〈피부의 층별 구조 및 역할〉

층 (Layer)	평균 두께 (mm)	주요 구성 요소	주요 역할
표피 (Epidermis)	0.04~1.6 mm	각질형성세포 멜라닌세포 랑게르한스세포 머켈세포 와 각질층	외부 보호, 물리적/화학적/생물학적 장벽, 수분 손실 방지, 미생물 방어
진피 (Dermis)	2~3 mm	교원섬유(콜라겐), 탄력섬유(엘라스틴), 기질(히알루론산), 혈관, 신경, 림프계	피부 탄력 및 강도 유지, 표피지지 및 영양공급, 감각 인지, 체온 조절
피하조직 (Hypodermis)	가변적 (지방량에 따라 달라짐)	지방세포, 섬유아세포, 대식세포, 교원섬유	단열, 에너지 저장, 최종 방어막, 약물 주입 경로

1) 표피 (Epidermis)

표피는 피부의 가장 바깥층으로, 두께는 신체 부위에 따라 눈꺼풀의 0.04mm에서 손바닥의 1.6mm까지 다양하다. 표피는 여러 층으로 구성되어 있으며, 각 층은 고유한 특징과 역할을 가진다. 표피를 구성하는 세포로는 ①각질형성세포, ②멜라닌세포, ③랑게르한스세포, ④메르켈

세포로 등이 있다. 이중 각질형성세포(keratinocyte)는 표피세포들 중 대부분을 차지하며 외배엽에서 기원한다. 이 세포는 표피의 각질층뿐만 아니라 모발과 조갑의 구조 단백질을 형성하는 각질(keratin)을 생산하는 특수한 기능을 하고 있고, 분화하여 각화함에 따라 형태가 변하며 4개 세포층으로 구분된다. 4개 세포층은 가장 내측으로부터 ①기저층, ②유극층, ③과립층, ④각질층으로 나누어진다.

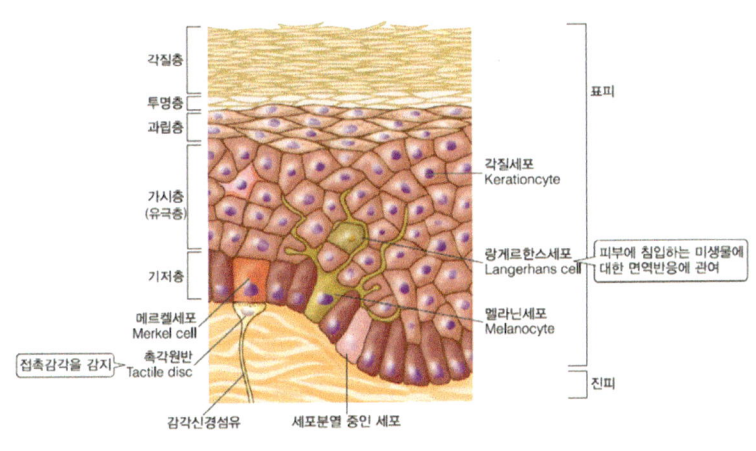

〈표피의 구조와 세포〉

- 기저층(Stratum Basale)은 표피의 가장 깊은 층으로, 단층의 원추형 또는 입방형 세포로 이루어져 있다. 이곳에는 줄기세포가 존재하여 세포 분열을 통해 새로운 표피 세포를 지속적으로 생성한다. 멜라닌세포와 촉각을 담당하는 머켈세포도 이 층에 위치한다. 기저막 경계를 통해 진피 유두층 내 모세혈관으로부터 영양과 산소를 공급받는다.

- 유극층(Stratum Spinosum)은 기저층 바로 위에 위치하며, 랑게르한스 세포가 존재하여 면역학적 반응에 관여한다.
- 과립층(Stratum Granulosum)은 2~5층의 편평하고 능형의 유핵세포로 구성된다. 이 층에는 케라토히알린(Keratohyaline)이라는 물질이 존재하여 각질층의 케라틴 섬유를 응집시켜 수분 방어막을 형성한다. 이는 피부 내부로부터 수분 증발을 막고 외부 이물질, 특히 물의 침투를 방어하는 중요한 역할을 한다.
- 투명층(Stratum Lucidum)은 손바닥과 발바닥처럼 피부가 두꺼운 부위에만 존재하는 층이다.
- 각질층(Stratum Corneum)은 표피의 가장 바깥층으로, 10~20층의 무핵 편평세포(각질세포)로 구성된다. 세라마이드 구조의 라멜라 바디(Lamellar body)를 형성하며, 10~20%의 수분을 함유하여 피부의 수분 보유 및 피부 장벽 역할을 수행한다. 이 층은 신체로부터 체액이 빠져나가는 것을 막고 병균 및 유해 물질의 침투를 방어하는 핵심적인 장벽이다.

기저층에서 생산된 각질형성세포가 위로 올라가면서 케라틴으로 변이된 후 가장 바깥층에 도달, 외부로 떨어져 나가 사라지는 전체 과정을 '각질화 과정(Turn Over)'이라고 부르는데, 이 과정이 정상일 경우 피부의 건강이 유지되지만, 비정상적으로 진행되면 많은 피부 질환과 문제들이 발생한다.

각질형성세포가 각질층까지 이동하는데 약 14일, 각질층에서 탈락하는 데 약 14일이 걸리므로 기저층에서 생산된 각질형성세포가 인체에서 완전히 탈락하는 데는 평균 약 4주가 소용된다.

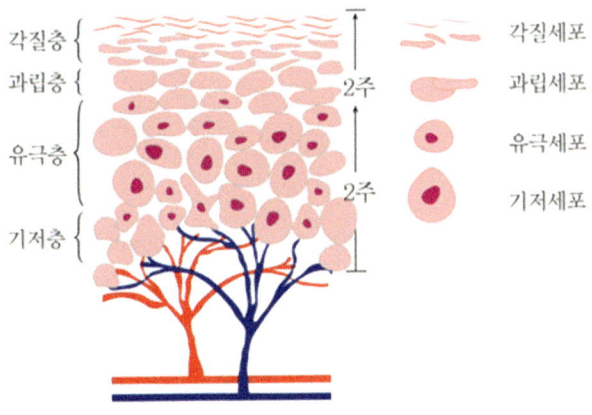

각질세포의 탈락 과정

표피탈락이라고 부르는 각질화 과정은 정상적으로 눈에 보이지 않게 개개의 세포, 세포의 뭉치들이 탈락하는 것인데, 이러한 각질화 과정에 이상이 오면 부분적으로 탈락이 안 된 각질형성 세포들이 축적되어 임상적으로 건조피부로 보이게 된다. 또한 다양한 피부 질환에서 세포의 증식이 빨라진 경우 정상적인 각질층을 만들지 못하게 되므로 각질세포가 축적되어 각질이 눈에 보이게 된다.

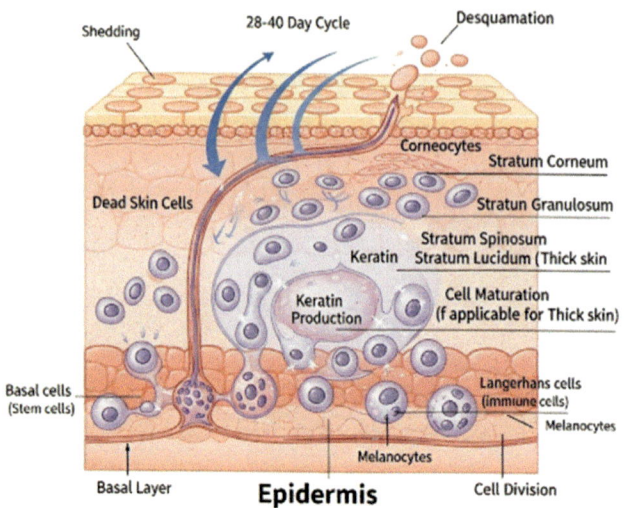

지루 피부염의 경우 두피에 존재하는 비듬은 각질세포가 정상적으로 탈락하지 않아서 생기는 것이고, 건선의 경우도 세포주기가 너무 짧아져서 심한 각질성의 피부병변이 생긴다. 반대로 노인이 되면 세포주기가 길어져서 각질층의 표면에는 늙은 세포들이 많이 존재하여 피부 고유의 기능을 제대로 수행하지 못하게 되는 것이다. 하지만 레티놀이나 알파 하이드록시산 등은 세포주기의 속도를 빠르게 하여 표피의 표면에 젊은 각질형성세포가 많아지게 하는 작용을 한다.

특이한 것은 과립층 세포 내에는 케라토히알린 과립(keratohyaline granule)이라는 작은 구조물이 존재한다. 케라토히알린 과립은 각질화 촉진, 피부 장벽 형성, 천연보습인자 생성 등의 중요한 역할을 한다.

- 각질화(keratinization) 촉진

  케라토히알린 과립은 **케라틴 섬유(keratin filaments)**를 서로 묶어주고 응집시키는 데 필요한 단백질을 포함하고 있다. 이 과정을 통해 피부 표면에 단단하고 방수성 있는 장벽이 형성된다.

- 피부 장벽 형성

  과립층의 세포들이 각질층으로 이동하면서 케라토히알린 과립의 내용물을 방출한다. 이 내용물은 케라틴과 결합하여 피부의 견고한 보호막을 만들고, 외부 유해 물질로부터 피부를 보호하는 역할을 한다.

- 천연보습인자(NMF) 생성

  케라토히알린 과립에 풍부하게 들어있는 '필라그린(profilaggrin)'은 후에 분해되어 천연 보습 인자(Natural Moisturizing Factor, NMF)로 변환된다. NMF는 수분을 끌어당기는 친수성 아미노산 및 그 유도체로 구성되어 각질층의 수분 보유 능력을 높여 피부 보습에 기여한다.

케라토히알린 과립의 구성 성분은 필라그린(profilaggrin), 로리크린(loricrin), 트리코히알린(trichohyalin) 등 히스티딘과 시스테인이 풍부한 단백질로 이루어져 있다. 케라토히알린 과립은 프로필라그린이 되고, 프로필라그린은 과립층의 세포가 각질층으로 이동하면서 필라그린(filaggri)이 된다. 천연보습인자(NMF)는 필라그린의 분해에 의한 산물인 아미 논산과 그 대사물로 이루어져 있는데, 각질층 세포의 내부에서만 발견되고 각질층이 수분 결합을 가능하게 한다. 병적 상태인 어린선의 경우 천연보습인자의 부족으로 피부 건조증과 각질이 심하게 일어나게 된다. 각질층의 수분 부족 현상으로 인해 발생 될 수 있는 여러 가지 이상 증상들은 천연보습인자의 중요성을 말해준다. 천연보습인자의 감소는 나이가 들면 진행되고, 비누나 계면활성제 세제류를 사용하는 경우 그 감소 현상이 뚜렷해지는 것이다.

피부의 가장 바깥층인 각질층의 구조와 기능을 설명할 때 흔히 '벽돌과 회반죽(Brick and Mortar)' 모델에 비유한다. 이 모델은 피부 장벽이 어떻게 외부 유해 물질로부터 우리 몸을 보호하고 수분 손실을 막는지 직관적으로 이해하는 데 도움을 준다.

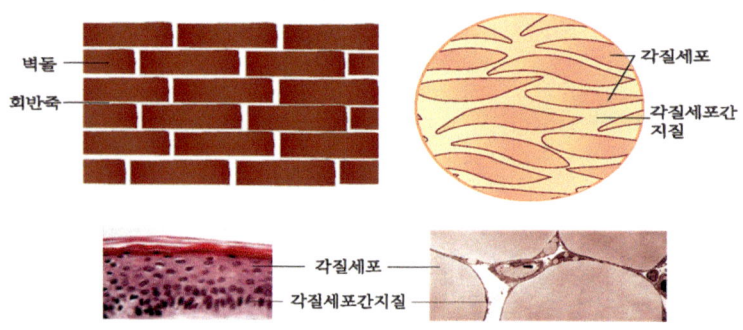

벽돌과 회반죽 모델(bricks & mortar model) 구성 요소

- 벽돌(Bricks) : 각질세포(Corneocytes)
  - 핵과 세포 소기관이 사라진 죽은 세포로, 케라틴이라는 단백질 복합체로 이루어져 있다.
  - 이 '벽돌'들은 여러 겹으로 단단하게 쌓여 있어 물리적인 보호막 역할을 한다.
  - 각질세포 자체도 많은 양의 수분을 저장할 수 있는 능력을 가지고 있다.

- 회반죽(Mortar) : 세포간 지질(Intercellular Lipids)
  - 각질세포라는 벽돌 사이의 공간을 촘촘하게 채우고 있는 시멘트와 같은 역할을 한다.
  - 이 '회반죽'은 세라마이드, 콜레스테롤, 자유 지방산이라는 세 가지 주요 지질 성분으로 구성되어 있다.
  - 이 지질 성분들이 라멜라(층판) 구조라는 독특한 형태로 배열되어 있어, 외부 물질의 침투를 막고 피부 속 수분이 증발하는 것을 효과적으로 차단하는 핵심적인 역할을 한다.

표피는 지속적인 세포 교체, 견고한 장벽 형성, 그리고 면역 세포의 활성화를 통해 외부 환경에 대한 동적인 방어 시스템을 구축한다. 기저층에서 생성된 각질형성세포는 표면으로 이동하며 각질화 과정을 거쳐 단단한 각질층을 형성하고 최종적으로 탈락한다. 이러한 지속적인 세포 교체는 손상된 세포와 피부 표면에 부착된 병원균을 제거하는 데 도움을 준다.

각질층은 세라마이드와 천연보습인자(NMF)로 구성된 라멜라 바디를 통해 수분 증발을 막고 물리적, 화학적 이물질의 흡수를 저지하는 견고한 물리적 장벽을 제공한다. 또한, 피부 표면의 약산성 환경과 피지선에서 생성되는 항균 물질은 병원균의 성장을 억제한다. 나아가 유극층과 기저층에 존재하는 랑게르한스세포는 침투한 항원을 인식하여 T-림프구로 전달함으로써 더욱 정교한 면역 반응을 개시한다. 피부 조직에 서식하는 수많은 미생물(피부 마이크로바이옴)은 유익균과 유해균의 균형을 통해 피부 면역을 유지하는 데 적극적으로 기여한다. 이러한 통합적인 방어 시스템은 피부가 외부 환경으로부터 끊임없이 노출되는 상황에서 신체 내부 환경의 항상성을 유지하는 데 결정적인 역할을 한다. 이 시스템의 교란, 예를 들어 피부 장벽의 약화나 미생물 균형의 깨짐은 아토피성 피부염, 여드름 등 다양한 피부 질환의 원인이 될 수 있으며, 이는 피부 건강 관리에 있어 단순한 표면적 치료를 넘어선 근본적인 접근의 중요성을 강조한다.

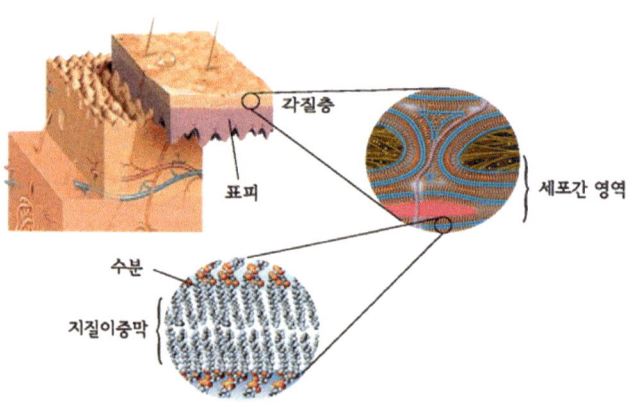

표지 지질의 모식도

멜라닌

멜라닌은 피부색을 결정하는 중요한 요소일 뿐만 아니라, 자외선(UV)으로부터 생체를 보호하는 필수적인 방어 기제이다. 멜라닌세포는 표피 기저층에 존재하며, 타이로신이라는 아미노산을 타이로시나제에 의해 도파로 전환하고, 이 도파가 수산화 및 중합화 과정을 거쳐 멜라닌소체에서 멜라닌을 합성한다. 합성된 멜라닌은 주변의 각질형성세포로 전달되어 자외선을 흡수하고 분산시켜 피부 세포의 DNA 손상이나 화상을 예방한다. 멜라닌에는 갈색 또는 검은색을 띠는 보통 멜라닌(eumelanin)과 노란색 또는 오렌지색을 띠는 적색멜라닌(pheomelanin)이 있는데, 보통 멜라닌은 자외선 보호 효과가 높은 반면, 적색멜라닌은 자외선 노출 시 발암 물질로 변할 수 있다는 연구 결과도 있다.

인종별 피부색의 차이는 멜라닌세포의 수보다는 멜라닌 합성의 활성도, 멜라닌소체의 크기, 분포 등의 차이에 기인한다. 예를 들어, 백인 피부처럼 기능적인 멜라닌이 적은 경우에는 자외선에 의한 피부 손상 및 피부암 발생률이 높다. 멜라닌의 이러한 특성은 피부색의 다양성이 특정 환경(예: 강한 일조량)에 대한 인류의 진화적 적응을 반영한다는 것을 보여준다. 멜라닌의 이러한 양면성은 자외선 노출과 피부 건강 사이의 복잡한 관계를 시사한다. 비타민 D 합성을 위해 적절한 자외선 노출이 필요하지만, 과도한 노출은 멜라닌의 보호 기능을 넘어 피부 손상 및 질병(피부암, 광노화)을 유발할 수 있다. 이는 개인의 피부색과 멜라닌 특성을 고려한 맞춤형 자외선 보호 전략의 필요성을 강조한다.

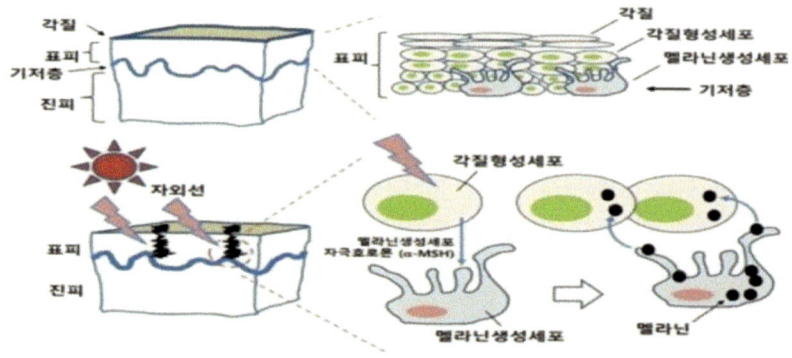

2) 진피(Dermis)

진피는 표피 아래에 위치하며, 표피보다 약 7배 두껍고 전체 피부의 90% 이상을 차지하는 주요 층이다. 두께는 2~4mm에 이른다. 진피는 피부의 탄력, 윤기, 긴장도에 직접적으로 관여하며, 표피에 영양을 공급하고 피부의 탄력성을 유지하며 외부 충격으로부터 보호하는 역할을 한다. 진피의 구조는 상층부터 유두층(Papillary layer), 유두 하층(Subpapillary layer), 망상층(Reticular layer)으로 구분된다.

● 유두층(Papillary Layer)

유두층은 진피의 가장 위쪽에 위치하며, 표피와 맞닿아 있는 얇은 층이다. 유두 모양의 돌기들이 표피 아래로 돌출되어 있어 '유두'라는 이름이 붙었다. 이 구조는 표피와 진피의 접촉 면적을 넓혀 영양분과 산소 교환을 원활하게 한다.

- 구조

  느슨한 결합 조직으로 이루어져 있으며, 모세혈관과 신경 말단이 풍부하게 분포되어 있다.

- 역할

  ① 모세혈관을 통해 혈관이 없는 표피에 산소와 영양분을 공급해 준다.

  ② 촉각과 통각을 감지하는 신경 수용체가 존재해 외부 자극을 인식하게 한다.

  ③ 지지 및 결합 : 표피를 지지하고 서로 단단하게 결합시켜 피부를 안정화 시킨다.

● 유두 하층(Subpapillary Layer)

유두 하층은 유두층 바로 아래, 망상층과 연결되는 부위이다. 유두층과 망상층의 점진적인 전환 부위로, 두 층의 특성을 모두 가지고 있다.

- 구조

  유두층보다는 섬유가 더 많고 망상 층보다는 덜 조밀한 구조를 가진다.

- 역할

  유두층과 망상층을 이어주는 역할을 하며, 주로 두 층의 기능을 보조하고 경계층 역할을 한다.

● 망상층(Reticular Layer)

망상층은 진피 대부분을 차지하는 가장 두껍고 깊은 층이다. "그물모양(Reticular)"이라는 이름처럼 콜라겐 섬유와 탄력섬유가 그물처럼 얽혀 있는 조밀한 결합 조직으로 이루어져 있다.

■ 구조

콜라겐 섬유, 엘라스틴 섬유, 섬유아세포 등이 매우 조밀하게 얽혀 있다. 모낭, 땀샘, 피지선, 혈관, 신경 등이 위치한다.

■ 역할

① 탄력성과 강성 : 콜라겐 섬유는 피부의 강성을, 엘라스틴 섬유는 탄력성을 부여하여 외부 충격으로부터 피부를 보호하고 형태를 유지하게 한다.

② 피부 부속 기관 : 모낭, 땀샘, 피지선 등 피부 부속기관들이 위치하여 체온 조절, 피지 분비 등의 기능을 수행한다.

③ 혈관 및 신경 분포 : 피부의 혈액순환과 다양한 감각 (압력, 온도 등)을 담당하는 중요한 기관들이 분포한다.

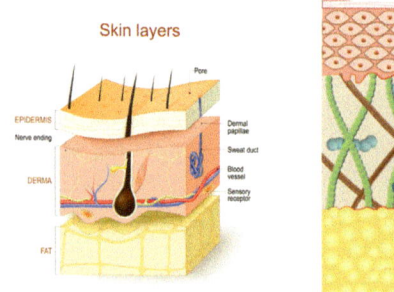 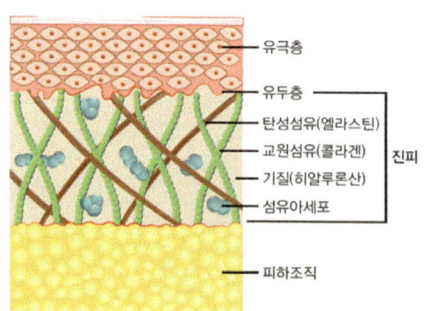

진피층의 구조

진피는 점탄성을 갖는 탄력적인 섬유 단백질과 기질로 구성되며 주요 구성 성분은 다음과 같다.

- 교원섬유(Collagen fibers) : 진피 성분의 약 60%를 차지하며, 피부의 결합 조직을 구성하는 주요 단백질이다. 그물 모양으로 서로 얽혀져 있어 피부에 인장 강도력을 부여하고 물리·화학적 반응에 대한 방어 작용을 한다. 노화가 진행되면 콜라겐의 변화로 진피의 수분 함량이 감소하여 주름의 주요 원인이 된다.
- 탄력섬유(Elastic fibers) : 진피 성분의 약 2%를 차지하며, 피부에 탄력을 부여하여 당긴 후 놓으면 원래 상태로 돌아오게 하는 역할을 한다.
- 기질(Ground substance/무코다당류) : 콜라겐과 탄력섬유 사이를 채우고 있는 젤 형태의 물질로, 히알루론산(Hyaluronic acid)과 같은 무코다당류(mucopolysaccharide)를 포함한다. 이들은 자기 무게의 수백 배에 달하는 수분을 보유할 수 있는 친수성 다당체로, 피부 보습에 매우 중요한 역할을 한다.

진피에는 혈관계, 신경계, 림프계 등이 복잡하게 얽혀있는 형태를 띠고 있다. 혈관은 표피에 영양분을 공급하고 노폐물을 제거하며, 체온 조절에 중요한 역할을 한다. 신경은 접촉, 압력, 통증, 온도 등 다양한 감각을 감지하는 기능을 수행한다.

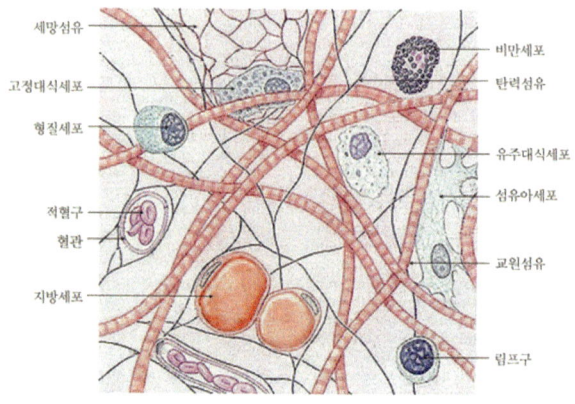

진피의 구성 세포와 섬유

    진피의 주요 구성 성분, 특히 콜라겐과 엘라스틴, 그리고 수분을 함유하는 기질은 피부의 구조적 무결성(Structural Integrity)과 직접적으로 연결된다. 이들 성분의 양적 감소나 질적 변화는 피부의 탄력성, 수분 보유력, 그리고 외부 자극에 대한 저항력을 약화시킨다. 노화가 진행되면 진피-표피 경계부의 물결 모양 요철이 편평해지는데, 이는 표피로의 영양공급과 노폐물 배출 기능을 저하시켜 표피의 건강에도 부정적인 영향을 미친다. 이러한 현상은 피부 노화가 단순히 표면적인 현상이 아니라, 진피층의 세포외 기질(extracellular matrix) 구성 변화와 깊이 연관되어 있음을 보여준다. 따라서 피부 노화 방지 및 개선을 위해서는 진피층의 콜라겐 및 엘라스틴 합성을 촉진하고 기질의 수분 보유력을 유지하는 전략, 예를 들어 콜라겐 보충제 섭취, 히알루론산 함유 화장품 사용, 그리고 자외선 차단이 중요하며, 이는 피부의 미용적 측면뿐 아니라 기능적 건강 유지에도 필수적이다.

3) 피하조직 (Hypodermis)

피하조직은 척추동물의 피부 계통에서 가장 아래에 있는 층으로, 진피의 아래에 위치한 지방조직이다. 주요 구성 세포로는 섬유아세포(fibroblast), 지방세포(adipocyte), 대식세포(macrophage)가 있다. 특히 지방세포는 세포질 내에 지방을 축적하여 피하지방을 형성한다. 피하지방층(subcutaneous fat layer)은 신체의 체온을 조절하고 영양소를 저장하여 에너지원으로 사용할 수 있게 하며 외부의 충격으로부터 완화 작용을 하고 피부의 운동성을 향상시킨다. 또한 신체의 윤곽을 결정하는 심미적인 역할을 담당하기도 한다. 섬유질이 대부분을 차지하고 있는 연결조직으로 구성된 망상 진피와는 달리 피하 지방층은 지방세포가 그 대부분을 차지한다. 피부 내의 표피부속기는 모발(hair)과 피지선, 에크린선, 아포크린선 및 조갑 등이 있다. 모발은 심미적인 역할뿐만이 아니라 햇빛, 먼지, 땀으로부터 신체를 보호하고 마찰을 감소시키는 등의 보호 기능과 체온 조절 기능을 수행하는데, 모발의 성장은 3~6년간의 생장기(anagen)가 지속된 후, 약 3주간의 퇴행기(catagen)를 거쳐, 3개월간의 휴지기(telogen)를 지나 다시 생장기로 접어들게 된다. 머리카락은 매일 약 0.4㎜가 성장하며 하루 평균 약 100개가 소실된다.

피하조직의 중요 역할

- 충격 흡수 및 마찰 보호 : 두꺼운 지방조직으로 이루어져 외부 충격과 마찰로부터 신체 내부 장기를 보호하는 쿠션 역할을 한다.
- 체온 조절 및 단열 : 지방은 우수한 단열재 역할을 하여 외부 온도 변화로부터 신체 내부의 온도를 일정하게 유지하는 데 기여한다.

- 에너지 저장 : 지방세포에 에너지를 저장하여 필요할 때 공급하는 중요한 에너지 저장고 역할을 한다.
- 최종 방어막 : 인체 깊숙이 침입하려는 세균을 막는 최종 방어막의 기능도 수행한다.
- 약물 주입 경로 : 의학적으로 인슐린과 같은 약물을 피하조직에 주입하는 경로로 흔히 사용된다. 피하조직은 혈관이 비교적 많아 약물이 빠르게 흡수될 수 있기 때문이다.

피하조직은 단순히 피부의 가장 아래층이 아니라, 물리적 보호(충격 흡수), 생리적 조절(체온 단열, 에너지 저장), 그리고 면역 방어(최종 방어막)라는 다면적인 기능을 수행한다. 특히 "최종 방어막"이라는 표현은 표피와 진피를 뚫고 들어온 병원체에 대한 최후의 방어선으로서의 중요성을 강조한다. 또한, 혈관이 풍부하여 약물 흡수가 빠르다는 점은 피부가 국소적인 기관을 넘어 전신 순환계와 긴밀하게 연결되어 있음을 보여주며, 이는 피부를 통한 약물 전달 시스템(경피 흡수)의 가능성을 시사한다. 피하조직의 건강은 단순히 피부 자체의 문제를 넘어 전신 대사 및 면역 시스템과 밀접하게 연관되어 있다. 피하지방의 과도한 축적(예: 셀룰라이트 현상)은 미용적 문제뿐만 아니라 대사 질환과도 연관될 수 있음을 암시한다. 따라서 피하조직의 기능적 이해는 피부과학뿐만 아니라 전신, 의학적 관점에서도 중요하다.

4) 피부 부속 기관(Skin Appendages)

피부에는 털, 피지선, 땀샘, 신경 말단과 같은 다양한 부속 기관들이 존재하며, 이들은 피부의 복합적인 기능 수행에 필수적인 역할을 한다.

털(Hair)

털은 피부의 부속 기관 중 하나로, 진피에서 자라서 표피를 지나 피부 표면 밖으로 나타나는 모발과 피부 아래 묻힌 모근으로 구성된다. 모발은 탄성을 가진 각질 물질로 이루어져 있으며, 모근이 들어있는 주머니를 모낭(hair follicle)이라고 한다.

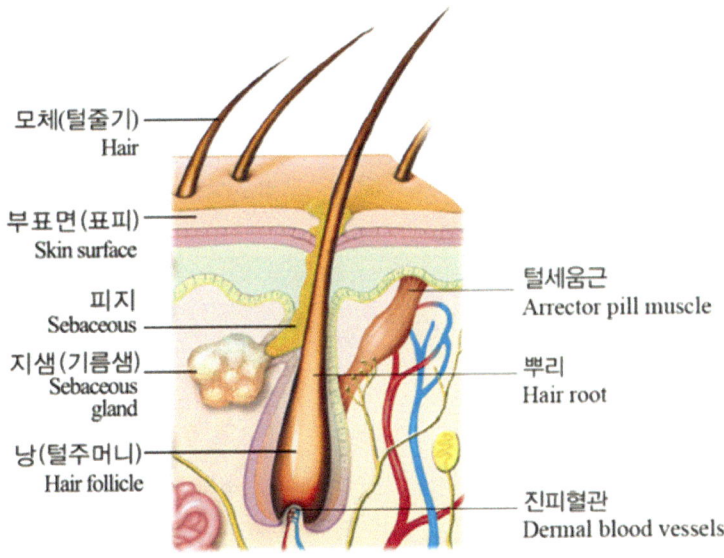

모발의 구조

모낭(hair follicle)

모낭의 구조는 기저부에서 기모근까지의 하부, 기모근에서 피지선 관까지의 협부와 피지선 관에서 피부 표면까지의 모는 두부로 구분된다. 모낭 하부는 모유두, 모기질, 모간, 내측모근초와 외측모근초로 구분되며, 이중 모간은 모수질, 모피 질, 모소피로 구분되고, 내측모근초 또한 내측모근초소피, 헉슬리층, 헨레층으로 구성된다.

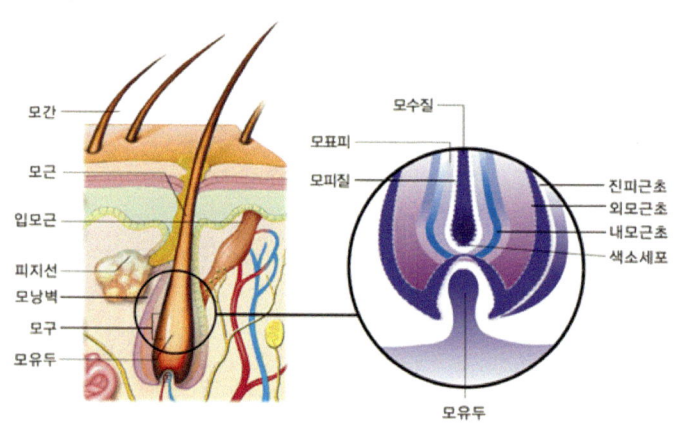

모근의 구조

모낭으로부터 나온 털의 주요 기능은 다음과 같다.
- 보호 : 물리적, 화학적, 생물학적 외부 자극으로부터 피부를 보호하며, 추위와 빗물로부터 몸이 젖는 것을 막는 역할을 한다. 특히 두피의 머리카락은 열 절연 및 냉각, 자외선 보호 역할을 수행한다.
- 체온 조절 : 추운 날씨에 모낭에 부착된 입모근(arrector pili muscle)이 수축하면 털이 곤두서는 '털세움현상'(piloerection), 즉 닭살이 돋는다. 이 현

상은 표피 위에 열을 가두는 층을 형성하여 체온 보존을 돕는다.
- **감각 기능** : 모발 축의 이동과 진동은 모낭 내 신경 수용기에 의해 감지되어 촉각을 확장하는 감각 기능을 갖는다. 특히 속눈썹은 먼지나 이물질이 눈에 접근할 때 이를 감지하여 눈을 반사적으로 감게 함으로써 눈을 보호하는 중요한 감각 역할을 한다.

피지선(sebaceous gland)

피지선은 손바닥과 발바닥을 제외한 전신에 존재하는데, 특히 두피, 얼굴, 목, 등, 가슴에 많이 분포되어 있다. 피지선은 모낭과 연결되어 있고 작은 관을 통해서 피지를 분비하게 된다. 안드로겐과 같은 남성 호르몬에 의해 영향을 받고 피지를 분비하여 피부의 표면 지질층을 구성하게 한다. 피지의 기능은 아직 완전히 밝혀져 있지는 않지만, 피부의 윤기, 수분 증발 억제, pH 유지, 유해 물질로부터 보호, 살균작용, 등이 있는 것으로 알려져 있으며, 트리글리세리드, 왁스 에스테르, 스쿠알렌, 콜레스테롤 에스테르, 콜레스테롤 등으로 구성되어 있다.

땀샘

땀샘은 땀(주로 수분과 소량의 염분으로 이루어진 용액)을 분비하여 증발을 통해 과도한 열을 방출하고 체온을 조절하는 것이다. 땀샘은 육체 운동, 따뜻한 날씨, 열, 감정적 스트레스에 의해 자극되어 땀을 분비한다. 또한 땀을 통해 신체 내 노폐물 및 과도한 수분을 배출하는 배설 작용도 수행한다. '땀샘(Sweat Glands)'은 감겨진 튜브 형태를 하고 있으며, 땀샘 관은 내피와 외피를 통해 피부의 땀구멍과 연결되어 있다.

에크린선(eccrine gland)은 점막과 성기의 일부분(소음순, 귀두부, 포피의 안쪽), 조갑상을 제외한 전신에 160~400만개 정도가 존재하며, 특히 손바닥, 발바닥, 이마, 겨드랑이에 많이 분포한다. 땀샘의 구조는 위치와 모양에 따라 분비부, 진피 부분, 표피 부분으로 나눈다. 분비 부는 나선형의 분비선과 한 관으로 구성되어 있고 진피 내에서는 직선 형태이며 피부 표면으로 직접 열려있다. 땀샘의 주된 기능은 체온 조절인데, 땀 분비의 조절은 땀샘에 연계된 신경에 의해서 이루어진다. 운동이나 더운 날씨와 같이 체온이 상승하는 것 외에도 음식물이나 정신적 스트레스에 의해서도 땀샘이 자극되어 땀이 분비될 수 있다. 땀의 성분은 99%가 수분이며 약간의 염분과 미네랄 성분을 함유한다. 그리고 일반적으로 땀샘에서 만들어진 땀은 무색, 무취이다.

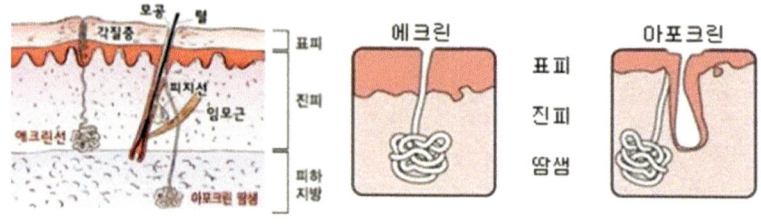

에크린선과 아포크린선

아포크린선(apocrine gland)은 에크린선과는 달리 겨드랑이, 외이도, 성기 주위, 유두 주위의 특정 부분의 피부에만 분포한다. 에크린선보다는 좀 더 크고 피부 표면이 아닌 모낭으로 내용물을 분비한다. 아포크린선의 기능은 동물의 경우 방어나 영역의 표시, 성적인 역할을 담당하나,

인간에게서는 명확한 생리적 기능이 밝혀져 있지는 않다. 아포크린선의 분비물은 끈적거리며 우윳빛을 띤 물질로, 처음 분비 시에는 냄새가 나지 않다가 세균에 의해서 분해되면서 독특한 냄새를 만들게 된다. 사춘기 이후에 분비부가 활성화되면 겨드랑이에서 냄새가 나는 액취증을 유발시킬 수 있다.

조갑 과 조갑판

태생기 때 표피에서 유래하는 조갑(nail)은 손가락 및 발가락의 말단부를 보호하고 지지하는 기능을 가진다. 매일 약 0.1㎜씩 성장하고 약 6개월마다 완전히 교체된다. 주요성분은 케라틴(Keratin)이란 단백질이고, 조갑판은 황성분이 풍부한 단단한 케라틴 분자로 이루어져 있다.

- 조갑판은 단단하고 볼록한 4각형의 투명한 구조물로서 0.5~0.75㎜의 두께를 가진다.
- 조기질은 조갑판 근위부의 아래쪽에 상피세포의 함입*으로 이루어진 중층편평상피로서 손가락이나 발가락뼈의 골막 바로 위의 결체조직에 존재한다. 이 발아 상피의 기저세포들은 유극세포를 거쳐 케라토히알린 과립을 형성하지 않고 조갑판을 구성하는 각질형성세포를 생성한다. 조갑판과 조갑상은 강하게 밀착되어 있어서 억지로 분리하려고 해도 조갑판과 조갑상의 표피는 서로 떨어지지 않는다.

---

* 상피세포의 함입 : 상피조직의 일부가 아래쪽으로 움푹 들어가면서 새로운 구조를 형성하는 발생학적 과정

피부 부속 기관들은 독립적으로 존재하는 것이 아니라, 해부학적으로나 기능적으로 상호 연결되어 피부의 복합적인 기능을 증진시킨다. 예를 들어, 피지선과 모낭의 연결은 털의 윤기와 피부 보호에 기여하며, 털의 입모근과 땀샘의 활동은 신경계의 조절을 받아 체온 조절에 기여한다. 다양한 감각 수용체들의 존재는 피부가 단순한 접촉을 넘어 압력, 온도, 통증, 질감 등 미세한 외부 자극까지 인지할 수 있게 하여, 환경 변화에 대한 신체의 정교한 반응을 가능하게 한다. 이러한 부속 기관들의 복잡한 상호작용은 피부가 외부 환경에 대한 '감지 및 반응 인터페이스'로서 기능함을 보여준다. 이들의 기능 이상은 탈모, 여드름, 다한증, 감각 이상 등 다양한 피부 질환으로 이어질 수 있으며, 이는 피부 부속 기관의 건강이 전반적인 피부 기능과 삶의 질에 미치는 중요성을 강조한다.

2 피부의 역할

1) 보호 기능(Protective Function)

피부는 인체에서 가장 큰 기관으로서 외부 환경에 직접적으로 노출되는 만큼, 신체를 보호하는 최전선 방어막 역할을 수행한다. 이 보호 기능은 여러 여러 가지 방식으로 동적인 메커니즘을 통해 이루어진다.

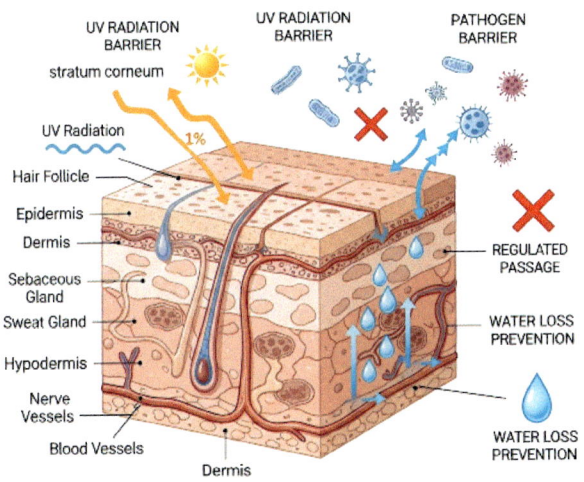

- **물리적 보호** : 피부의 가장 바깥층인 각질층은 단단한 구조로 이루어져 있으며, 피부 아래의 두꺼운 피하조직은 지방으로 구성되어 외부 충격과 마찰로부터 신체를 효과적으로 보호한다. 또한 피부는 방수 역할을 하여 신체 내부의 수분 손실을 막고 외부로부터의 수분 유입을 차단함으로써 내부 환경의 항상성을 유지한다.
- **자외선 차단** : 피부의 멜라닌은 자외선 및 일부 가시광선을 흡수하여 주변 피부 조직을 보호하고, 세포의 DNA 손상이나 화상을 예방 및 억제하는 중요한 역할을 한다. 특히 보통 멜라닌은 자외선 보호 효과가 높은 것으로 알려져 있다. 자외선에 노출되면 각질형성세포의 DNA 손상이 발생하고, 이에 반응하여 멜라닌세포는 p53 유도, POMC 발현, α-MSH 활성화를 통해 MITF 발현을 유도하여 멜라닌 합성을 촉진한다. 이러한 과정을 통해서 피부가 자외선에 대한 방

어 반응을 하는 것으로 알려져 있다.

- **미생물 방어 및 면역** : 피부 표면은 약산성(pH) 막을 형성하고 있으며, 피지선에서 생성되는 항균 물질은 병원균에 불리한 환경을 조성하여 미생물의 침투를 막아준다. 또한 피부 세포의 지속적인 탈락은 피부 표면에 부착된 병원균을 물리적으로 제거하는 데 도움을 준다. 피부 조직에는 수많은 미생물이 서식하는 '피부 생태계(Eco-system)'가 존재하며, 유익한 미생물과 유해한 미생물이 균형을 이루며 피부 면역을 유지하는 데 기여한다. 표피 내에 존재하는 랑게르한스세포와 같은 면역 세포는 외부 항원을 인식하고 림프구로 전달하여 면역 반응을 개시함으로써 보다 정교한 방어 시스템을 구축한다.

피부의 보호 기능은 단순히 하나의 장벽이 아니라, 물리적, 화학적, 생물학적, 그리고 면역학적 요소들이 복합적으로 작용하는 다층적인 시스템이다. 이 시스템은 정적이지 않고 끊임없이 재생하고(각질화), 외부 자극에 반응하여 방어 물질을 생성하며(멜라닌, 항균 펩타이드), 미생물 환경과 상호작용하고(피부 마이크로바이옴), 면역 세포를 통해 침입자를 식별하고 제거하는(랑게르한스세포) 동적인 특성을 가진다. 자외선 노출 시 멜라닌 합성 증가 기전은 이러한 동적인 반응의 대표적인 예이다. 이러한 다층적이고 동적인 보호 시스템은 피부가 다양한 외부 위협으로부터 신체를 효과적으로 방어할 수 있게 한다. 이 시스템의 어느 한 부분이라도 손상되면 피부 장벽 기능이 약화되어 감염, 염증, 노화 등 다양한 문제가 발생할 수 있으며, 이는 피부 건강을 유지하기 위해 물리적 보호뿐 아니라, 피부 장벽 강화, 미생물 균형 유지, 면역 반응 조절 등 통합적인 접근이 필요함을 시사한다.

2) 체온 조절(Thermoregulation)

피부는 신체 내부 온도를 일정하게 유지하는 항상성 조절에 매우 중요한 역할을 한다. 이 기능은 주로 혈관 조절과 땀 분비를 통해 이루어진다.

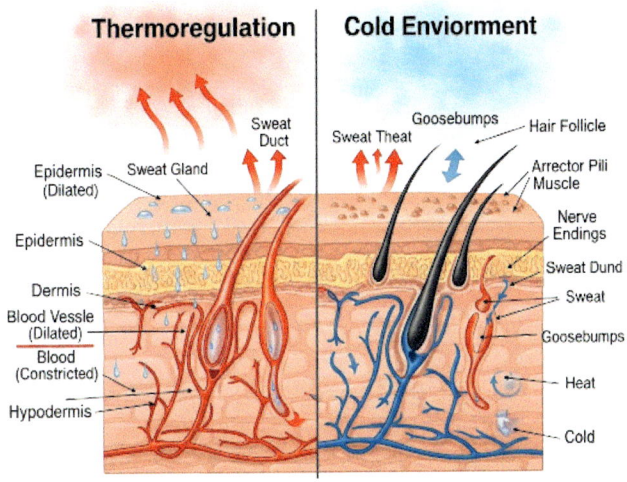

- 혈관 조절 : 진피에 분포하는 혈관은 피부에 영양소를 공급하는 동시에 체온 조절을 돕는다. 더운 환경에서는 혈관이 넓어져(확장) 더 많은 양의 혈액이 피부 표면에 가깝게 순환하게 함으로써 열이 효과적으로 방출될 수 있도록 한다. 반대로 추운 환경에서는 혈관이 좁아져(수축) 피부를 통과하는 혈류량을 감소시켜 신체의 열 손실을 줄이고 내부 온도를 유지한다. 피부를 통하는 혈류량은 교감신

경계에 의해 정교하게 조절된다.
- 땀 분비 : 땀샘은 열, 육체 운동, 감정적 스트레스 등 다양한 자극에 반응하여 땀을 생산한다. 땀은 주로 수분으로 이루어져 있으며, 이 땀이 피부 표면에서 증발하면서 기화열을 빼앗아 신체 온도를 낮추는 데 도움을 준다. 땀샘의 활동 증가는 증발을 통해 과도한 열을 효과적으로 방출하는 핵심적인 체온 조절 메커니즘이다.
- 털세움현상: 추운 날씨에는 모낭에 부착된 입모근(arrector pili muscle)이 수축하여 털이 곤추서는 털세움현상(piloerection), 즉 닭살이 돋는다. 이 현상은 털 사이에 공기층을 형성하여 표피 위에 열을 가두는 단열층을 만들어 체온 보존을 돕는다.

피부의 체온 조절 기능은 단순히 열을 발산하거나 보존하는 것을 넘어, 신경계의 정교한 조절을 통해 외부 환경 변화에 신속하고 효율적으로 대응하는 항상성 유지 시스템이다. 혈관의 수축과 확장은 혈류량을 조절하여 열 손실 또는 보존을 최적화하고, 땀의 증발은 효과적인 냉각 메커니즘을 제공한다. 털세움 현상과 같은 미세한 반응까지 포함하여, 피부는 신체 내부의 온도를 좁은 범위 내에서 유지하려는 복합적인 노력을 한다. 체온 조절 기능의 이상은 과도한 발열, 저체온증, 또는 특정 피부 질환(예: 아토피성 피부염에서 체온 조절 작용 저하)과 같은 심각한 건강 문제로 이어질 수 있다. 이는 피부가 전신 생리 기능과 얼마나 긴밀하게 연결되어 있으며, 피부 건강이 전반적인 신체 항상성 유지에 필수적임을 보여준다.

3) 감각 기능(Sensory Function)

피부는 다양한 감각 수용체를 통해 외부 환경의 자극을 인지하고 신체에 전달하는 중요한 감각 기관이다. 피부 내에 분포하는 감각 수용체들은 압각, 촉각, 통각, 온각, 냉각 등의 감각을 느낄 수 있게 한다. 이러한 감각을 받아들이는 수용체들은 피부에 점 모양으로 분포하며 '감각점'이라고 불린다. 감각 신경 말단은 주로 진피에 위치하며, 자극 형태에 따라 접촉 감각이 달라진다.

피부의 주요 감각 수용체와 감지 기능

감각 수용체 (Sensory Receptor)	감지 기능 (Detection Function)
파치니소체 (Pacinian corpuscles)	강한 압력, 빠른 진동
마이스너소체 (Meissner corpuscles)	느린 진동, 쓰다듬기, 질감 변화
루피니 소체 (Ruffini corpuscles)	피부 신장 자극, 따뜻함 (온각)
메르켈 원반 (Merkel discs)	일정한 압력, 질감
크라우제 소체 (Krause corpuscles)	차가움 (냉각)
자유신경종말 (Free Nerve Endings)	통증 (통각), 온도 변화 (온각, 냉각), 촉각

피부의 감각 기능은 단순히 자극을 느끼는 것을 넘어, 각기 다른 자극에 특화된 다양한 수용체들이 복합적으로 작용하여 외부 환경에 대한 정교하고 미세한 정보를 수집한다. 예를 들어, 파치니소체는 강한 압력과 빠른 진동을, 마이스너소체는 느린 진동과 쓰다듬기, 질감 변화를 감지한다. 루피니 소체는 피부의 신장 자극과 따뜻함을, 크라우제 소체는 차가움을 감지하며, 메르켈 원반은 일정한 압력과 질감을 인지한다. 통증, 온도 변화, 촉각 등은 자유신경종말에 의해 감지된다. 이러한 복합

성은 인공 피부 개발에 있어 중요한 연구 목표가 되며, 실제 피부의 기능을 모방하려는 시도는 인간의 감각 시스템에 대한 깊은 이해를 바탕으로 한다. 압력과 온도를 동시에 감지하는 인공 전자 피부의 개발은 이러한 피부 감각의 복합성을 모방하려는 노력의 결과이며, 이는 촉각 기능을 상실한 사람들의 기능 회복이나 로봇 공학 등 다양한 분야에 혁신적인 영향을 미칠 잠재력을 가진다. 피부의 감각 기능은 외부 위험으로부터 신체를 보호하고(통증), 환경에 적응하며(온도), 주변 사물과 상호작용하는(촉각, 압각) 데 필수적이다. 인공 피부 기술의 발전은 이러한 피부의 감각적 중요성을 재확인시켜 줄 뿐만 아니라, 생체 모방 기술이 인간의 삶의 질을 향상시키는 데 기여할 수 있는 잠재력을 보여준다.

4) 배설 기능(Excretory Function)

피부는 신체 내 노폐물 및 과도한 수분을 배출하는 배설 작용을 수행한다. 이 기능은 주로 피지선에서 분비되는 피지와 땀샘에서 분비되는 땀을 통해 이루어진다. 땀은 주로 수분으로 이루어져 있으며 소량의 염분을 포함하는데, 하루에 최대 2000ml까지 수분 손실이 발생할 수 있다. 이러한 땀의 배출은 체온 조절과 함께 신체 내 불필요한 물질을 외부로 내보내는 중요한 생리적 과정이다.

5) 비타민 D 합성(Vitamin D Synthesis)

피부는 자외선의 영향을 받아 프로비타민 D(7-dehydrocholesterol)를 비타민 D로 전환시키는 인체 내 유일한 비타민 D 합성 기관이다. 피부에서 합성되거나 식품을 통해 흡수된 비타민 D3(콜레칼시페롤)는 간과 신장에서 활성화되어 칼시디올(calcidiol) 형태로 전환된다. 이후 신장에서 대사과정을 거쳐서 칼시트리올(calcitriol)이란 비타민 D가 생성된다.

　활성형 비타민 D는 소장에서 칼슘 흡수를 증진시키고, 신장에서 칼슘 재흡수를 촉진하며, 뼈의 칼슘이 혈액 내로 잘 유입되도록 하여 건강한 골격을 형성하고 유지하는 데 필수적으로 관여한다. 비타민 D는 단순한 골격 건강 외에도 암, 각종 만성 질환, 자가 면역 질환의 예방 또는 치료에 효과가 있다고 보고되고 있어 그 중요성이 더욱 부각되고 있다.

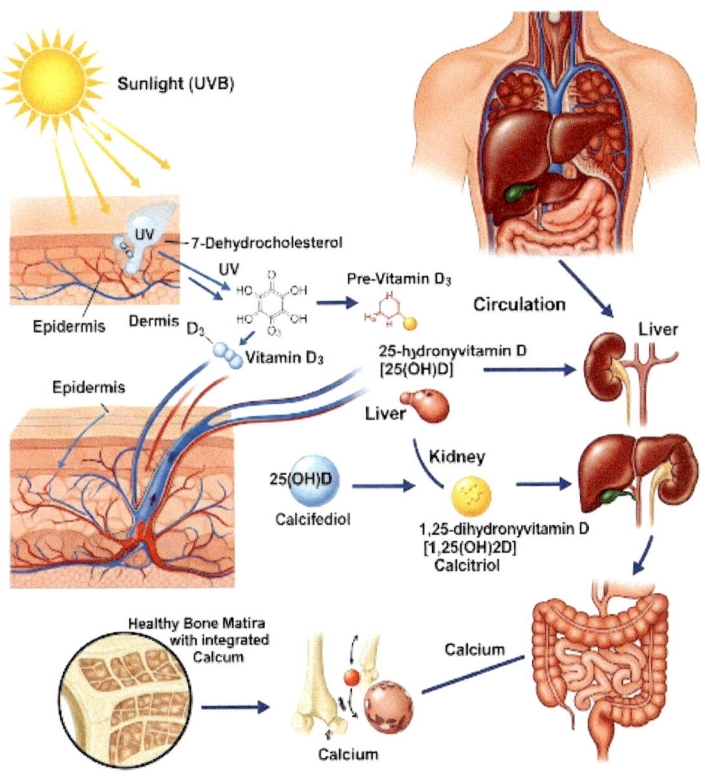

비타민 D 생성과정

피부의 비타민 D 합성 기능은 인체 건강에 매우 중요하며, 이는 피부가 단순히 외부를 덮는 기관이 아니라 능동적인 대사 활동을 수행하는 기관임을 보여준다. 하지만 이 과정은 자외선 노출을 필요로 하며, 자외선은 동시에 피부암이나 피부 노화의 원인이 될 수 있는 양면성을 가진다. 따라서 최적의 비타민 D 수치를 유지하면서도 피부 손상을 최소화하는 '적절한' 자외선 노출량을 찾는 것이 중요한 과제이다.

이상적인 햇빛 노출량은 일주일에 최소 2번 이상, 오전 10시부터 오후 3시 사이에 팔, 다리에 5~30분 정도 햇볕을 쐬는 것을 권장한다. 현대인의 실내 활동 증가와 자외선 차단제 사용 증가는 비타민 D 결핍을 초래할 수 있으며, 이는 공중 보건적 관점에서 중요한 고려 사항이다.

이 딜레마는 피부 건강 관리가 단순히 미용적 목적을 넘어 전신 건강과 질병 예방에 대한 총체적인 접근이 필요함을 시사한다. 비타민 D 보충제 섭취, 식단 조절, 그리고 개인의 피부 타입과 생활 습관에 맞는 자외선 노출 전략 수립이 필요하다.

6) 기타 기능

피부는 위에서 언급된 주요 기능 외에도 다양한 역할을 수행한다.

- 미용 기능 : 피부의 탄력, 윤기, 색상, 피부 결, 피부 보습 등은 미용적 측면에서 매우 중요한 역할을 한다. 건강하고 아름다운 피부는 개인의 외모 개선과 자신감 향상에 기여한다.
- 내부 장기의 이상 징후 표현 : 피부는 종종 '내부 장기의 거울'이라고 불리기도 한다. 황달, 특정 발진, 비정상적인 색소침착 변화 등

은 신체 내부의 질환이나 시스템적 이상을 나타내는 중요한 신호일 수 있다. 따라서 피부의 변화를 통해 내부 건강 상태를 파악하는 데 도움을 받을 수 있다.

2

피할 수 없는 노화,
현명하게 관리하는 법

누구나 나이를 불문하고 자신의 나이보다 어려 보이고 싶은 소망을 가지고 있다. 하지만 얼굴에 주름이 생기기 시작하면 육안으로 보일 수가 있다. 그럼 주름은 왜 생기는 걸까요? 많은 사람은 나이가 들면서 자연스레 노화로 인해 주름이 생기는 거로 생각하고 있지만 노화뿐만 아니라 외부적인 요인에 의해서도 주름이 생길 수 있다. 피부 노화는 인간이 경험하는 자연스러운 생물학적 과정으로, 단순히 외모의 변화를 넘어 신체 전반의 기능 약화와 밀접하게 연관되어 있다. 피부는 종종 체내 건강 상태를 반영하는 거울로 비유되며, 피부의 변화를 통해 신체의 전반적인 건강 상태를 엿볼 수 있다. 이러한 관점에서 피부 노화를 깊이 이해하고 적절히 관리하는 것은 전신 건강 유지에 필수적이라 할 수 있다.

1 피부 노화의 원인

1) 피부 노화의 정의

피부 노화는 시간이 지남에 따라 피부의 구조와 기능이 점진적으로 변화하는 현상을 의미한다. 이는 피부 두께가 얇아지고 탄력이 저하되며, 피하지방과 피부의 부착력이 약해져 중력 방향으로 늘어지고 처지는 양상으로 나타난다. 또한 피지 분비가 감소하여 피부가 건조해지고 윤기를 잃는 경향을 보인다.

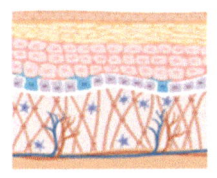 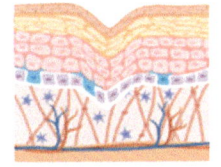 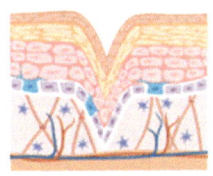

35 YEARS　　　　45 YEARS　　　　55 YEARS

피부의 노화 과정

피부 노화의 주요 특징은 진피층의 탄력섬유와 콜라겐 섬유가 변성되어 피부의 탄성이 떨어지는 것이다. 콜라겐은 피부의 주된 구성 성분으로 피부의 힘과 구조에 관여하며, 엘라스틴은 피부가 원래의 모양으로 돌아갈 수 있도록 탄성을 관장하는 역할을 한다. 노화가 진행되면서 이 두 핵심 단백질이 감소하거나 변성되어 피부와 연부조직*을 지탱하는 힘이 약해지고 살이 아래로 처지게 된다.

이러한 변화는 윗 눈꺼풀과 눈썹의 처짐으로 피곤한 인상을 주거나, 볼과 눈 주위가 꺼져 움푹하고 앙상하게 보이는 현상으로 이어진다. 또한, 표정을 자주 짓는 부위에 표정 주름이 생기기 시작하며, 노화가 본격적으로 진행되면 팔자 주름, 코 주위 주름, 눈꼬리 주름, 이마 주름이 두드러진다. 이후에는 입술과 목 주위로도 주름이 확산되며, 턱 밑에 지방이 쌓여 이중턱이 되거나 목 앞부분이 늘어져 칠면조 목과 같은 형태를 띠기도 한다. 전신적으로는 피부가 늘어지고 처지며, 잘 찢어지거나 부서지기 쉬워지고, 신경이 둔해지며 면역 기능이 저하되고 땀 분비가

---

* 연부조직 : 뼈, 연골, 지방, 혈액을 제외한 모든 신체 조직을 아우르는 용어로, 주로 몸을 지지하고 연결하며 둘러싸는 역할을 하는 조직

줄어 피부가 건조해지는 등 다양한 기능 저하가 동반된다.

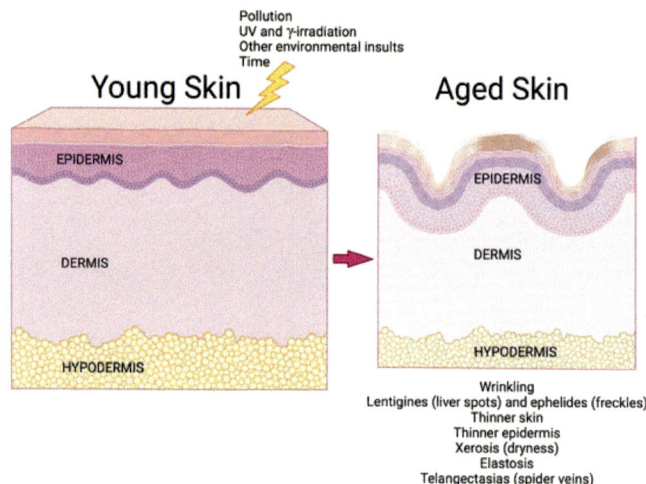

피부 노화 현상의 시작 시점은 개인차가 있지만, 일반적으로 30세 초반부터 진행되는 것으로 알려져 있다. 더 나아가, 일부 보고에서는 인간 신체 기능의 발달이 정점에 달하는 약 25세부터 피부가 노화를 향한 하향 곡선을 그리기 시작한다고 언급된다. 이처럼 피부 노화는 생각보다 이른 시점부터 시작되는 점진적인 생물학적 과정이다. 겉으로 드러나는 주름이나 피부 처짐과 같은 가시적인 노화 징후는 이미 상당 기간 진행된 내부적 변화의 결과물로 볼 수 있다. 이는 피부 노화 관리가 단순히 노화의 징후가 나타난 후의 '치료'를 넘어, 젊은 연령대부터의 '예방'이 얼마나 중요한지를 강조한다. 세포 수준에서 시작되는 미묘한 변화를 조기에 인지하고 선제적으로 관리하는 것이 장기적인 피부 건강과 젊음을 유지하는 데 결정적인 역할을 한다는 의미를 내포한다.

2) 내인성 노화 : 내부 요인

피부 노화는 자외선 노출이나 유해 환경과 같은 외부적 요인뿐만 아니라, 유전적 소인, 호르몬 변화, 그리고 활성산소 생성과 같은 내부적인 요인들이 복합적으로 작용하여 발생하는 현상이다. 이러한 내부 요인들은 광범위한 세포 수준의 변화를 야기하며, 이는 피부 조직의 생물학적 기능 저하와 연쇄적인 생리 구조 변화로 이어진다.

(1) 유전적 소인 및 세포 노화

유전적 요인은 피부 노화의 속도와 양상에 상당한 영향을 미친다. 개인의 유전적 특성에 따라 노화가 시작되는 시점이나 진행되는 속도가 다를 수 있다는 연구 결과도 존재한다. 예를 들어, 한국 남성의 경우 서양 남성보다 노화가 더 빨리 시작되는 경향이 있는데, 이는 유전적으로 남성 호르몬에 반응하는 수용체가 적은 특성과 관련이 있다고 보고된다.

이러한 유전적 소인과 함께 세포 노화(cellular senescence)는 피부 노화의 핵심적인 생물학적 메커니즘 중 하나이다. 우리 몸의 세포는 생명 활동을 영위하면서 다양한 생물학적 및 화학적 스트레스에 노출된다. 스트레스로 인해 손상된 세포는 암세포로 발전할 위험이 있는데, 이를 방지하기 위해 세포는 특정 자극을 받으면 세포 노화 프로그램을 시작하여 더 이상 분열하지 않고 증식을 멈추게 된다. 세포 노화가 유도되는 신호가 전달되면 ATM, ATR과 같은 단백질이 활성화되어 세포 분열을 억제한다. 또한, 노화 세포는 성장 인자나 염증 반응 조절 물질 등 다양한 화학물질을 분비하여 주변 세포로 노화를 전파하기도 한다.

특히 성체줄기세포에 세포 노화가 발생하면 피부 노화에 직접적인 영향을 미칠 수 있다. 피부 줄기세포는 피부세포로만 분화하도록 정해져 있는데, 이들의 노화는 피부 재생 능력 저하로 이어진다. DNA 손상 또한 세포 노화를 유발하는 중요한 요인이다. DNA가 손상되면 p53[*] 및 p16INK4A[**]와 같은 단백질의 작용으로 세포주기가 비가역적으로 정지될 수 있다. 자외선이나 체내 화학물질 등에 의해 DNA가 손상되어 세포재생이 원활하지 않거나 비정상적인 단백질이 생성되면, 자체적인 면역 시스템이 파괴되어 노화뿐만 아니라 암 발생 위험까지 증가할 수 있다.

세포 분열과 노화의 관계에서 텔로미어의 역할도 중요하다. 텔로미어는 염색체 끝에 있는 보호 캡과 같은 구조물로, 세포가 분열할 때마다 길이가 짧아진다. 텔로미어가 특정 길이 이하로 짧아지면 세포는 더 이상 분열하지 않고 노화되어 죽음에 이르게 된다. 사람마다 텔로미어의 길이는 선천적으로 다르지만, 후천적인 요인, 특히 만성적인 '스트레스'에 의해 텔로미어 길이가 짧아지는 경우가 많다고 보고된다. 이는 유전적 소인이 피부 노화의 기반을 제공하지만, 생활 습관과 같은 외부 요인이 그 발현을 가속화 하거나 늦출 수 있음을 시사한다. 즉, 유전적으로 노화에 취약한 사람이라 할지라도 건강한 생활 습관을 통해 노화의 진행 속도를 조절하고 피부 건강을 개선할 수 있다는 가능성을 보여준다. 이러한 상호작용은 노화 관리에 있어 개인의 노력이 얼마나 중요한지를 강조하며, 유전적 배경과 생활 습관을 모두 고려한 맞춤형 노화 방지 전략 수립의 필요성을 뒷받침한다.

---

[*] 게놈의 수호자. 세포의 DNA가 손상되면 P53 단백질의 양이 증가하고 활성화 된다.

[**] P16INK4A : 종양억제 단백질

(2) 호르몬 변화의 영향

호르몬 변화는 피부 노화의 중요한 내부 요인 중 하나로 작용한다. 특히 여성의 경우 생리 전 증후군이나 폐경기 증후군으로 인해 호르몬 수치가 급격하게 변동할 수 있으며, 완경(폐경) 이후에는 피부의 수분 유지력이 현저히 감소하고 주름, 처짐, 탄력 저하가 더욱 두드러지게 나타난다. 이 시기에는 피부의 탄력을 담당하는 콜라겐과 엘라스틴이 급격히 줄어들고, 피부 장벽이 얇아지면서 건조함, 각질, 주름이 깊어지는 경향을 보인다.

이러한 호르몬 변동은 피부에 직접적인 영향을 미칠 뿐만 아니라, 간접적으로도 노화를 가속화하는 연쇄 반응을 유발할 수 있다. 예를 들어, 호르몬 불균형으로 인한 침체된 기분은 정제된 탄수화물과 설탕 섭취에 대한 욕구를 증가시킬 수 있다. 이러한 식습관은 인슐린 호르몬 분비를 촉진시키는데, 과도한 인슐린 분비는 체내 염증 수치를 높이고 피부 탄력을 유지하는 콜라겐과 엘라스틴을 파괴하는 효소의 생성을 유발한다.

결과적으로, 호르몬 변동은 피부의 핵심 구성 요소인 콜라겐과 엘라스틴의 감소를 직접적으로 초래하며, 동시에 식습관 변화를 통해 염증 반응을 증폭시켜 피부 탄력 저하와 노화를 가속화하는 악순환을 형성한다. 이는 피부 노화가 단순히 국소적인 현상이 아니라, 전신적인 호르몬 균형과 대사 과정의 변화와 깊이 연관되어 있음을 보여준다. 따라서 피부 노화 관리는 호르몬 변화에 대한 이해와 함께, 이에 따른 생활 습관 조절의 중요성을 인식하는 것이 필수적이다. 특히 중년 이후 여성의 피부 건강 관리에 있어 호르몬 변화를 고려한 다각적인 접근이 필요함을 시사한다.

(3) 활성산소 및 미토콘드리아 기능 장애

활성산소(Reactive Oxygen Species, ROS)는 피부 노화를 가속화하는 주요 원인 중 하나로 꼽힌다. 우리가 호흡하는 산소의 2~5%는 체내 대사 과정에서 활성산소로 전환되는 것으로 알려져 있으며, 이는 세포가 산소를 흡수하고 영양소를 생성하는 과정에서 불안전한 반응이 일어날 때 발생한다. 특히 정신적, 육체적 스트레스가 클 경우 활성산소의 생성이 촉진될 수 있다. 예를 들어, 강도 높은 운동이나 장시간의 무리한 신체 활동은 산소 대사를 활발하게 하여 과도한 활성산소 발생으로 이어진다.

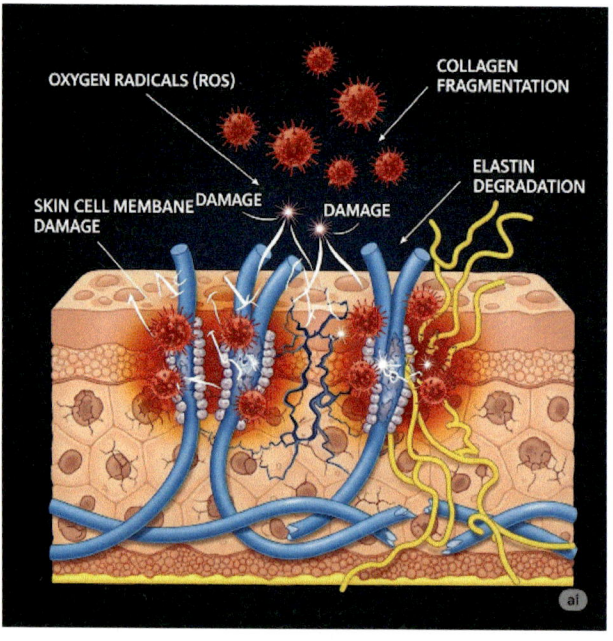

과도하게 생성된 활성산소는 신체의 세포, DNA, 단백질 등을 공격하여 손상을 입히는데, 이를 '산화 스트레스'라고 부른다. 산화 스트레스가 축적되면 체내 세포가 손상되고 염증 반응이 증가하여 다양한 건강 문제를 야기할 수 있다. 피부 세포는 활성산소에 매우 민감하여, 활성산소 수치가 높아지면 주름, 피부 처짐, 기미 등의 피부 노화가 가속화된다. 활성산소는 피부 세포 및 조직 손상을 주도하며, 항산화 효소와 비효소적 항산화제로 구성된 피부의 항산화 방어망을 파괴하여 산화제/항산화제 균형을 산화 상태 쪽으로 기울게 한다. 결과적으로 지속적인 산화 스트레스는 지질 과산화, 단백질 산화, 콜라겐과 엘라스틴의 사슬 절단 및 비정상적인 교차 결합, 히알루론산 사슬 절단, 멜라닌 생성 촉진, DNA 산화와 같은 생체 구성 성분들의 손상을 야기한다. 이는 궁극적으로 탄력 감소, 주름살, 기미, 주근깨 등으로 특징지어지는 피부 노화를 가속화한다.

활성산소로 인한 미토콘드리아 손상 또한 노화에 큰 영향을 미친다. 미토콘드리아는 세포 내에서 에너지를 생산하는 '공장' 역할을 하는데, 산소를 이용하여 에너지를 생성하는 과정에서 불완전한 환원이 발생하면 반응성이 높은 활성산소가 생성될 수 있다. 활성산소가 과도하게 쌓이면 미토콘드리아의 기능이 저하되고, 이로 인해 세포는 에너지를 제대로 만들지 못하게 된다. 에너지 부족은 세포 기능을 약화시키고, 결국 노화를 가속화하게 된다.

활성산소와 미토콘드리아 손상 사이의 이러한 연관성은 피부 노화가 단순히 외부 자극에 의한 현상이 아니라, 세포 내부의 에너지 대사 과정과 밀접하게 관련되어 있음을 보여준다. 활성산소는 미토콘드리아를 손상시키고, 손상된 미토콘드리아는 다시 활성산소를 더 많이 생성하는 악순환을 형성한다. 이 악순환은 세포의 에너지 생산 능력을 저하시켜 세포 기능 약화와 노화를 가속화하는 주요 동력으로 작용한다. 이러한 기전을 이해하는 것은 항산화 물질 섭취나 미토콘드리아 건강 유지를 위한 생활 습관 개선이 피부 노화 방지에 얼마나 중요한지를 명확히 보여준다. 즉, 피부 노화 방지를 위해서는 과잉 활성산소 생성을 억제하고 생성된 활성산소를 효율적으로 제거할 수 있는 체내 시스템 구축이 필수적이다.

3) 외인성 노화 : 환경 및 생활 습관 요인

내인성 노화와 더불어, 외부 환경 및 생활 습관 요인들은 피부 노화를 크게 가속화시키는 주요 원인으로 작용한다. 특히 외인성 노화는 내인성 노화와 달리 교정하고 예방할 수 있는 부분이 많다는 점에서 관리가 중요하다.

(1) 광노화 : 자외선의 지배적인 역할

자외선(UV)은 피부 노화의 85%를 차지할 정도로 가장 강력하고 지배적인 외부 요인이다. 햇빛에 의한 피부 손상, 즉 광노화는 주름, 기미, 피부암 발생과 밀접한 관련이 있다.

■ UVA와 UVB의 차이

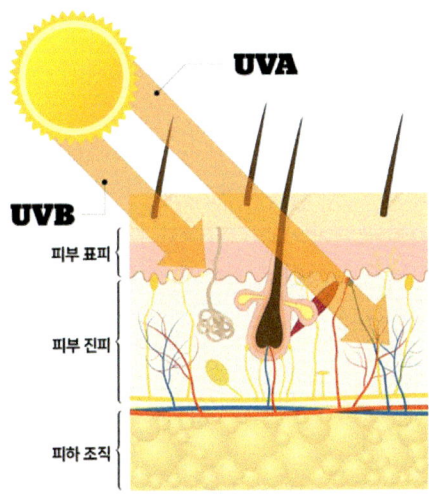

- 자외선 A (UVA) : 흔히 '생활 자외선'으로 불리며, 파장이 길어 유리창과 커튼을 통과하여 피부 깊숙이 침투한다. UVA는 피부 진피층까지 도달하여 콜라겐과 탄력섬유를 파괴하고 변성시켜 피부 노화를 유발한다. 특히 피부를 검게 태우는 데 주로 관여하며, 기미, 주근깨, 검버섯 등 색소침착을 악화시키고 피부암 발생 위험을 높일 수 있다.

- 자외선 B (UVB) : 파장이 짧아 주로 피부 표피층에 영향을 미친다. 피부를 붉게 만들고 화상을 입히는 주범이며, 심한 경우에는 물집을 유발하기도 한다. UVB는 피부암 발생과 직접적인 관련이 있으며, 피부 세포의 DNA 손상을 일으켜 피부암 발생 위험을 증가시킨다.

(2) 광노화 메커니즘

광노화는 자외선에 반복적으로 노출되면서 피부에 발생하는 노화현상으로, 주로 UVA에 의해 진행된다. UVA는 피부 진피층의 콜라겐과 엘라스틴을 파괴하고 변성시킨다. 이들 단백질은 피부의 탄력과 지지력, 복원력을 담당하는데, 손상되면 피부는 탄력을 잃고 처지게 된다.

1단계 : 주름 형성

콜라겐과 탄력섬유의 손상으로 피부의 지지 구조가 약화되면서 주름이 형성된다. 특히 눈가, 입가 등 피부가 얇고 움직임이 많은 부위에 깊은 주름이 생기기 쉽다.

2단계 : 색소침착

자외선은 멜라닌 생성을 촉진하여 기미, 주근깨, 검버섯 등 색소침착을 유발하거나 악화시킨다. 이는 피부 톤을 불균일하게 만들고 칙칙하게 보이게 한다.

3단계 : 피부 건조 및 거칠어짐

자외선은 피부 장벽 기능을 손상시켜 수분 손실을 증가시키고 피부를 건조하게 만든다. 또한, 피부 표면이 거칠어지고 각질이 증가할 수 있다.

4단계 : 활성산소 생성

자외선, 특히 UVA에 노출되면 피부 내에서 활성산소를 만드는 광화학적 반응이 지속적으로 일어나며, 이는 피부 항산화 방어망을 파괴하여 피부를 산화 상태로 만든다.

5단계 : 피부암 발생 위험 증가
자외선에 의한 DNA 손상은 피부 세포의 변이를 일으켜 피부암 발생 위험을 증가시킨다.

광노화는 피부 노화의 가장 큰 원인 중 하나이며, 그 영향은 광범위하고 심각하다. UVA는 유리창을 통과하여 실내에서도 피부에 지속적인 손상을 입힐 수 있으며, 오존층 감소로 인해 지구 표면에 도달하는 UV 광선의 양은 증가 추세에 있다. 이러한 환경적 요인들은 자외선 노출의 위험성을 더욱 높인다. 따라서 햇빛에 노출되는 것을 피할 수 없는 현대인의 생활 환경을 고려할 때, 자외선 차단은 단순한 미용 관리를 넘어 피부 건강을 위한 필수적인 조치로 인식되어야 한다. 매일, 계절과 날씨에 관계없이 자외선 차단제를 사용하는 것은 피부 손상을 최소화하고 노화 진행을 늦추는 가장 기본적인 방어 전략이다. 이는 피부암 예방과 같은 더 넓은 건강상의 이점까지 고려할 때, 예방의 시급성이 더욱 강조된다.

4) 기타 환경적 요인

자외선 외에도 다양한 환경적 요인들이 피부 노화를 가속화시킨다.
- 공해 및 먼지 : 대기오염은 활성산소를 생성하여 피부 노화를 촉진하며, 피부에 직접적인 손상을 줄 수 있다.

- 흡연 : 흡연은 각질층의 수분 함량을 떨어뜨려 피부를 건조하게 만들고, 에스트로겐*을 감소시켜 피부 위축을 유발하여 피부 노화를 앞당긴다. 또한 활성산소를 생성하여 피부 노화를 촉진하는 것으로 알려져 있다.
- 음주 : 과도한 음주 또한 외인성 노화에 기여하는 생활 습관으로 꼽힌다.
- 좋지 않은 화장품과 비누 사용 : 피부에 자극을 주거나 장벽 기능을 손상시키는 제품의 사용은 피부 노화를 가속화할 수 있다.
- 건조 : 건조한 환경은 피부의 수분 손실을 증가시켜 주름과 염증을 유발할 수 있다.

5) 생활 습관 선택

건강하지 못한 생활 습관은 피부 노화에 부정적인 영향을 미치며, 반대로 건강한 습관은 노화 예방에 기여한다.

- 수면 부족 : 5시간 미만의 수면은 에너지 부족, 집중력 하락, 체중 증가를 초래하며 노화를 촉진한다. 성인의 경우 하루 7~8시간의 충분한 수면이 노화 방지에 도움이 된다. 또한, 수면 중 분비되는 멜라토닌은 미토콘드리아 건강과 연결되어 있어, 숙면은 미토콘드리아 기능 유지에 기여한다.
- 불균형한 식단 및 비만 : 과체중 및 비만은 피부 노화를 일으키는 요인으로 알려져 있으며, 정제된 탄수화물과 설탕 섭취는 인슐린 분비

---

* 에스트로겐 : 여성의 건강과 신체기능에 중요한 역할을 하는 대표적인 여성 호르몬

를 촉진하여 염증 수치를 높이고 콜라겐 및 엘라스틴 파괴 효소 생성을 유발할 수 있다. 균형 잡힌 식단과 적절한 운동은 이를 예방하는 데 중요하다. 특히 다양한 색깔의 채소와 과일을 섭취하여 항산화 작용을 하는 폴리페놀을 충분히 섭취하는 것이 좋다.
- 스트레스 : 정신적 스트레스는 스트레스 호르몬 분비를 통해 활성산소 생성을 촉진하며, 피부 장벽 기능을 저하시키고 염증을 유발하여 피부 노화를 가속화시킨다. 만성적인 스트레스는 텔로미어 길이를 짧아지게 하는 주요 후천적 원인으로도 지목된다.
- 운동 부족 : 오래 앉아있는 생활 습관은 비만, 심혈관 질환 등 다양한 건강 문제와 노화를 촉진한다. 하루 30분 이상의 가벼운 운동, 특히 일주일에 150분 이상의 유산소 운동은 노화 과정을 늦추고 건강 수명을 늘리는 데 효과적이다. 근력 운동 또한 중요하지만, 과도한 근력 운동은 근육 손상 및 신장 부담을 줄 수 있으므로 주의가 필요하다.

2 피부 노화 예방 및 관리 방법

피부 노화는 피할 수 없는 자연스러운 과정이지만, 적절한 예방과 관리를 통해 그 속도를 늦추고 피부 건강을 유지할 수 있다. 효과적인 피부 노화 관리는 일상적인 스킨케어, 첨단 성분 활용, 건강한 생활 습관, 그리고 필요한 경우 전문적인 의료 관리를 통합하는 다각적인 접근 방식을 요구한다.

1) 일상적인 스킨케어 기본

건강한 피부를 위한 가장 기본적인 단계는 올바른 스킨케어 루틴을 확립하는 것이다.

(1) 효과적인 클렌징 및 각질 제거

올바른 클렌징은 피부 노화 예방의 첫걸음이다. 클렌징 전 손을 깨끗이 씻는 것이 중요하며, 예민한 눈과 입 부위는 전용 리무버를 사용하여 부드럽게 닦아내야 한다. 피부 타입에 맞는 클렌저를 선택하는 것이 중요하며, 건성 피부는 클렌징 오일이나 크림을, 지성 피부는 클렌징 워터나 티슈를 사용하는 것이 좋다. 클렌징폼 사용 시에는 충분한 거품을 내어 손과 얼굴 피부의 마찰을 줄이고 부드럽게 세안해야 한다. 미온수로 시작하여 모공을 열고 각질을 충분히 적신 후, 마지막은 차가운 물로 헹궈 모공을 조이고 탄력을 증진시키는 것이 좋다.

각질 제거는 피부를 맑게 하고 죽은 피부 세포를 제거하여 효과적인 노화 방지 루틴의 필수적인 부분이다. AHA(알파 하이드록시산)와 BHA(베타 하이드록시산)는 자극 없이 피부 표면 각질을 부드럽게 제거하는 데 도움을 주며, 피부 결을 정돈하고 보습을 유지하며 탄력을 증진시키는 효과를 기대할 수 있다. AHA는 주로 피부 표면에서 작용하며 건조하고 햇빛에 손상된 피부에 적합하고, BHA는 모공 속 피지까지 관리할 수 있어 지성 및 트러블성 피부에 효과적이다. 적절한 각질 제거는 피부 장벽 상태를 좋게 유지하는 데 중요하며, 이는 매끈하고 탄탄한 피부를 만드는 첫걸음이다. AHA와 BHA는 피부각질제거에는 효과적인 성분이지만, 과도하게 사용하면 피부에 자극을 주거나 건조하게 만들 수 있고,

자외선에 대한 피부 민감도를 높여서 색소 침착을 유발할 수 있다.

(2) 최적의 보습 및 피부 장벽 강화

피부 보습은 피부 건강을 유지하는 데 매우 중요하며, 보습이 부족하면 피부 건조증, 각질, 윤기 없음, 칙칙한 인상 등으로 이어질 수 있다. 피부 보습은 피부 장벽 기능을 강화하여 수분 손실을 막고 외부 자극으로부터 피부를 보호하는 핵심적인 역할을 한다.

세안 후 3분 이내에 피부에 수분을 공급하는 것이 중요하다. 얼굴에 남은 물기가 증발할 때 천연 보습 인자까지 함께 증발할 수 있기 때문이다. 수분감이 풍부한 미스트를 활용하거나 기초 화장품을 세안 직후 빠르게 바르는 것이 도움이 된다. 보습제는 샤워 후 물기가 다 마르기 전에 자주, 충분히 흡수시키는 것이 효과적이다. 또한, 충분한 수면과 하루 2리터 정도의 물을 꾸준히 마시고, 생활 공간의 습도를 적정하게 유지하는 것도 피부 보습에 기여한다. 특히 겨울철에는 건조한 외부 환경으로 인해 피부 각질층의 수분도가 떨어지므로 더욱 세심한 관리가 필요하며, 외출 시 마스크 착용도 수분 손실을 막는 데 도움이 된다.

(3) 필수 자외선 차단 : SPF 및 PA 이해

자외선 차단은 피부 노화 예방에 있어 가장 중요하고 기본적인 요소이다. 자외선은 날씨와 관계없이 항상 존재하므로 매일 자외선 차단제를 사용하는 것이 좋다.

자외선 차단제의 효과는 SPF(Sun Protection Factor)와 PA(Protection for

UVA) 지수로 나타낸다.

- SPF : 피부 화상을 일으키는 UVB의 차단 지수를 의미하며, 자외선에 노출되었을 때 피부에 홍반이 발생하는 시간을 나타낸다. SPF 숫자가 높을수록 UVB 차단력이 강하다.
- PA : 자외선 UVA의 차단력을 나타내는 지수로, '+' 개수가 많을수록 차단력이 높음을 의미한다. '+' 한 개당 자외선 차단 효과가 2~4배씩 증가한다. 일반적으로 PA++ 이상인 제품을 선택하는 것이 효과적이다.

UVA 차단 분류	PFA	UVA 차단
PA+	2이상 4미만	있음
PA++	4이상 8미만	상당히 있음
PA+++	8이상 16미만	매우 있음
PA++++	16이상	매우 높음

일상생활에서는 SPF30 이상의 선크림을 규칙적으로 사용하고, 가능한 한 자외선 노출을 최소화해야 한다. 자외선 차단제는 스킨케어 루틴의 마지막 단계에 매일 바르는 것이 중요하며, 메이크업 전 피부를 보호하는 역할을 한다. 겨울철에는 SPF15 정도의 제품도 도움이 될 수 있다. 자외선 노출은 조기 노화의 가장 큰 원인 중 하나이므로, 가능한 한 일찍부터 피부를 보호하는 습관을 들이는 것이 중요하다.

2) 건강한 피부를 위한 생활 습관 개선

피부 노화는 단순히 외부에서 바르는 제품만으로 관리될 수 없으며, 전반적인 건강한 생활 습관이 뒷받침되어야 한다.

(1) 균형 잡힌 영양 및 항산화 식품 섭취

피부 건강을 위한 식단은 항산화 성분이 풍부한 식품을 중심으로 구성되어야 한다. 항산화 성분은 체내 산화 스트레스를 줄여 피부 노화를 예방하는 데 효과적이다.

- 폴리페놀 : 다양한 식물에 8,000종 이상 존재하는 항산화 영양소로, 다양한 곡류, 채소, 과일, 견과류, 식물성 기름을 통해 섭취하는 것이 좋다. 식품을 정제하면 폴리페놀이 없어지므로 신선한 식품이나 과일로 섭취하는 것이 권장된다.
- 아스타잔틴 : 해양 생물의 붉은 색소로, 비타민 E보다 400배 높은 항산화 능력을 가진 '슈퍼비타민'으로 불린다. 랍스터, 연어, 새우 등에 풍부하다.
- 안토시아닌 : 피부 노화는 물론 눈과 뇌세포 노화를 늦춰주는 성분으로, 블루베리, 체리, 붉은 양배추 등 베리류에 풍부하다.
- 이소플라본 : 식물성 에스트로겐 역할을 하며, 콩에 풍부하게 함유되어 특히 갱년기 여성의 급격한 노화에 대응하는 데 도움이 된다.
- 베타카로틴 : 피부 방어력을 높여 외부 손상으로부터 피부를 보호한다. 당근, 파슬리, 시금치 등에 많이 함유되어 있다.
- 플라보노이드 : 식품에 널리 분포하는 노란색 계통의 색소로, 강력한 산화 작용 억제 기능을 통해 노화 예방에 필수적이다. 블루베리, 딸

기, 포도, 체리 등에 많이 포함되어 있다.
- 오메가-3 지방산 : 연어, 고등어와 같은 생선이나 호두, 아마씨 등에서 얻을 수 있는 지방산은 피부를 부드럽고 탄력 있게 만들어 주름을 예방하는 데 도움을 준다.

(2) 규칙적인 운동 및 스트레스 관리

  규칙적인 운동은 노화 과정을 늦추고 건강하게 오래 살 수 있는 기간을 늘려주는 데 필수적이다. 하루에 적어도 30분 정도의 가벼운 운동을 꾸준히 하는 것이 좋으며, 일주일에 150분 이상의 유산소 운동은 노화 방지에 큰 효과가 있다. 유산소 운동은 텔로미어* 길이를 보호하는 데도 가장 효과적인 운동으로 알려져 있다. 근력 운동은 일주일에 2~3회 정도를 추천하며, 지나친 근력 운동은 근육 손상이나 신장 부담을 줄 수 있으므로 주의해야 한다.

  스트레스는 만병의 근원이자 노화의 주범으로 꼽힌다. 정신적 스트레스가 지속되면 스트레스 호르몬이 분비되어 활성산소 생성을 촉진하고, 피부 장벽 기능을 저하시키며 염증을 유발하여 피부 노화를 가속화시킨다. 또한 스트레스는 텔로미어 길이를 짧아지게 하는 주요 후천적 원인 중 하나이다. 따라서 스트레스 관리는 피부 노화 예방에 필수적이다. 한 번에 여러 가지 일을 처리하기보다는 한 가지 일에 집중하여 스트레스를 덜 받는 것이 좋으며, 좋아하는 음악을 듣거나 짧은 춤을 추

---

* 텔로미어 : 염색체 끝부분에 위치한 단백질 복합체로 DNA가 손상되지 않도록 보호하는 역할을 한다.

는 등 자신만의 스트레스 해소법을 찾는 것이 도움이 될 수 있다.

(3) 충분한 수면 및 건강한 습관

충분한 수면은 피부 건강뿐만 아니라 전반적인 노화 방지에 매우 중요하다. 5시간 미만의 수면은 에너지 부족, 집중력 저하, 체중 증가를 초래하고 노화를 촉진할 수 있다. 성인의 경우 하루 7~8시간의 숙면이 권장된다. 수면 중에는 멜라토닌** 과 같은 호르몬이 분비되어 미토콘드리아 건강에 긍정적인 영향을 미치며, 이는 세포 기능 유지와 노화 방지에 기여한다. 50세 이상에서는 멜라토닌 수치가 떨어져 수면의 질이 저하될 수 있으므로, 필요시 멜라토닌 보충제를 고려해 볼 수 있다.

수면 자세 또한 피부 노화에 영향을 미칠 수 있다. 엎드려 자거나 한쪽 방향으로만 자는 습관은 얼굴에 주름을 유발하거나 피부 처짐을 악화시킬 수 있으므로, 바른 자세로 자고 부드러운 소재의 침구를 사용하는 것이 좋다. 또한, 높은 실내 온도는 공기를 건조하게 만들어 피부 건조와 주름, 염증을 유발할 수 있으므로, 가습기나 젖은 수건을 사용하여 적정 습도를 유지하고 주기적으로 환기하는 것이 중요하다. 두꺼운 화장은 피부 모공을 막고 화학물질과 알코올 성분이 피부를 건조하게 만들어 주름을 유발할 수 있으므로 피하는 것이 좋다.

** 멜라토닌 : 수면유도 호르몬 밤에 분비량이 증가하여 생체 시계를 조절하고, 잠이 오도록 유도하는 역할을 한다. 아침에 빛을 받으면 분비량이 줄어들어 잠에서 깨어나도록 한다.

3) 전문적인 의료 및 미용 관리

피부 노화가 상당 부분 진행되었거나, 더욱 빠르고 효과적인 개선을 원하는 경우 전문적인 의료 및 미용 관리를 고려할 수 있다. 비수술적 동안 관리에 대한 수요는 전 세계적으로 증가 추세이다

(1) 비침습적 관리 (레이저, HIFU, 고주파)

비침습적 관리는 피부에 열에너지를 조사하여 노화된 콜라겐과 엘라스틴, 섬유아세포를 자극해 세포재생과 새로운 콜라겐 합성을 촉진하는 원리이다. 주로 잔주름, 모공, 피부 결 개선 및 탄력 증가를 목표로 한다.

- 레이저 관리
    - 비박피성 레이저 (Non-ablative rejuvenation, NAR)
    피부 표면을 손상시키지 않고 피부 깊은 곳에 열 손상을 주어 콜라겐 재생을 유도한다. 회복 기간이 짧거나 거의 필요 없다는 장점이 있지만, 박피성 관리에 비해 효과가 현저히 떨어질 수 있다. 제네시스 토닝, 어펌, 프락셀 리파인(Fraxel refine), 프락셀 리스토어(Fraxel re:store) 등이 이에 해당한다.
    - 박피성 레이저 (Ablative rejuvenation)
    피부 표면을 깎아내는 원리로, 열 손상과 함께 피부 재생을 유도한다. CO_2 레이저나 Er:YAG 레이저 등이 사용되며, 주름 제거 및 색소성 병변 개선에 효과적이다. 관리 후 붉은 기가 수개월간 지속될 수 있고, 자외선 차단이 필수적이며 회복 기간이 필요하다.

- 프락셔널 레이저 : 피부에 미세한 열기둥을 만들어 조직 재생을 유도한다. 깊은 층을 치료하면서 표피 손상을 최소화할 수 있어 회복이 빠른 편이다.

● 초음파 (HIFU – High-Intensity Focused Ultrasound)
콜라겐이 많이 분포된 근막 층과 진피에 고강도 집속 초음파 에너지를 전달하여 60~70도의 열로 자극을 주어 리프팅 효과를 유도한다.

● 고주파 (RF – Radiofrequency)
피부 깊숙한 곳에 열을 전달하여 리프팅을 하는 원리이다. 피하지방층까지 도달하여 지방분해 및 혈액순환을 촉진하고 콜라겐 생성을 유도한다. 니들이 달린 고주파 관리는 망상 진피층을 타겟으로 조직 재생을 유도하는 데 효과적이다.

(2) 주사 관리 (보톡스, 필러, 스킨 부스터)
● 보톡스[*]
보툴리늄톡신(Botulinum toxin)이라는 신경독성 단백질이 주성분으로, 근육의 활동을 일시적으로 마비시켜 표정 주름을 펴고 주름 생성을 방지하는 원리이다. 이마, 미간, 눈꼬리 등 표정근의 반복적 수축으

---

[*] 보톡스 : 미국 엘러간사의 상표명이었지만, 널리 사용되면서 보통명사화되어 보툴리늄 톡신 제제를 통칭하는 용어로 사용됨.

로 생긴 주름에 효과적이며, 턱 근육 축소를 통한 사각턱 개선에도 활용된다. 피부 노화로 인한 처진 주름에는 개선 효과가 미미하다.

● 필러

피부 함몰 부위나 주름진 곳에 인체에 무해한 물질을 주입하여 볼륨을 채우고 주름을 개선하는 관리다. 필러는 꺼진 부위를 채워주어 얼굴 윤곽을 개선하고, 깊은 주름을 완화하는 데 사용된다. 주로 사용되는 성분으로는 히알루론산(Hyaluronic Acid), 칼슘필러(Calcium Hydroxylapatite), PCL(Poly Caprolactone), 콜라겐 등이 있다.

● 스킨 부스터

피부 재생을 돕고 피부 건강을 개선하는 주사 관리다.
- 물광주사 : 주로 히알루론산을 주성분으로 하며, 피부에 수분을 공급하여 피부 결 개선 및 광채 효과를 준다.
- PDRN (연어 주사) : 폴리데옥시리보뉴클레오티드(Polydeoxyribonucleotide)의 약자로 연어 정액에서 추출한 DNA를 정제하여 만든 재생물질로, 인체 DAN와 유사한 구조를 가지고 있어 손상된 조직을 재생하고 복원하는데 효과가 있다.
- 리쥬란 힐러 : PDRN 성분에 히알루론산을 첨가하여 피부 재생과 보습 효과를 동시에 제공한다.
- 엑소좀 : 세포 간 신호 전달에 관여하는 물질로, 피부 재생 및 전반적인 피부 개선에 도움을 준다.
- 주베룩/주베룩 볼륨 : 콜라겐 생성을 촉진하여 피부를 쫀쫀하게

하고 피부결, 모공, 톤 등 전반적인 피부 상태를 개선하는 효과가 있다.

(3) 박피술 및 성형 수술

● 박피술

약물, 기계 또는 레이저를 이용하여 피부를 벗겨내는 관리로, 색소성 병변과 잔주름 제거에 효과를 볼 수 있다. 기계식 박피술, 화학적 박피술, 레이저 박피술로 나뉘며, 깊이에 따라 깊은 박피, 중간층 박피, 얕은 박피로 구분된다. 깊은 박피술은 전신마취가 필요하고 회복 기간이 길며, 관리 후 수개월간 홍조가 지속될 수 있어 신중한 결정이 필요하다. 얕은 화학적 박피술은 효과는 떨어지지만, 회복이 빠르고 일상생활에 지장이 적다.

● 주름 성형술 (안면 거상술)

절개법, 부분 절개법, 비절개법 등으로 나뉜다. 전통적인 안면 거상술, 이마/눈썹 거상술, 목주름 성형술, 안검 성형술 등이 포함되며, 엔도타인 리프트*나 지방 이식술, 박피술도 넓게 보면 주름 성형술의 범주에 속한다. 이러한 관리는 심하게 처진 피부나 깊은 주름을 근본적으로 개선하는 데 효과적이다.

---

* 엔도타인 리프트(Endotine Lift)는 이마 거상술에 주로 사용되는 특수보형물을 이용하는 수술방법으로, 엔도라인은 생체흡수성 교정장치의 상표명이다.

(4) 스피큘 테라피 (Spicule Therapy)

스피큘은 해면동물에서 추출한 천연 미세침 형상의 규산 물질로, 피부에 물리적인 자극을 주어 각질 제거와 피부 재생을 촉진시키는 천연 필링의 핵심 소재이다. 스피큘테라피는 천연 약초필링에서 발전되어 가고 있는 새로운 분야로, 핵심 역할은 미세한 바늘 모양의 스피큘이 피부에 닿으면 미세한 상처를 만들어 피부 재생을 유도하고, 각질형성 세포의 활성화를 통해 묶은 각질 제거를 유도하는 필링의 한 분야이다. 과거에는 스피큘을 천연에서 추출하면 스피큘 이외의 불순물이 다량 존재하여, 사용 후 스크럽에 의한 염증, 부종 발생, 통증 유발 등과 같은 부작용(side effect) 사례가 자주 발생하여 널리 사용되는 데 어려움이 있었지만, 최근에는 정제 기술의 발전으로 불순물에 대한 제어 기술이 발전하면서 부작용이 최소화되면서 다양한 방면에서 노화를 늦추는 방안 중 하나로 활용되고 있다.

3 주름이 생기는 이유

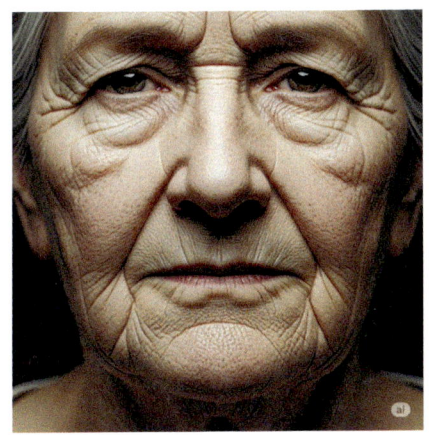

1) 노화로 인한 주름

나이가 들면서 피부 진피 내 탄력성을 유지하는 콜라겐과 엘라스틴의 합성이 감소되기 시작하면서 제 기능을 하지 못해 주름이 생긴다. 또한 노화되는 세포의 수는 늘고 있지만 새로운 세포의 생성을 돕는 회복 능력이 떨어지기 때문에 주름이 늘어나게 된다.

2) 외부적인 요인으로 인한 주름

- 자외선에 의한 피부의 손상

  자외선을 지속적으로 받게 되면 콜라겐 섬유가 파괴되어 주름이 빨리 생긴다.

- 무리한 다이어트

  무리한 다이어트로 인해 얼굴 살이 빠지면서 피부의 주름이 생길 수 있다.
- 음주, 흡연

  음주는 알코올 성분이 몸 밖으로 빠져나가면서 함께 수분도 많이 빠져나가게 되는데 이때 피부 속 수분도 빠져나가 피부 건조와 함께 주름이 생길 수 있다. 흡연의 경우에는 세포호흡을 막고 혈관을 조여 피부세포의 영양공급을 막는다. 또한 노폐물 제거를 하지 못하게 하여 피부 손상이 생겨 주름이 생길 수 있다.
- 건조한 환경

  기온변화로 인해 건조한 환경이 지속되면 땀샘과 피지선 분비가 감소되어 피부 건성이 생기게 된다. 이런 경우에는 피부를 보호해줄 피지와 수분이 부족하기 때문에 쉽게 주름이 생길 수 있다.

4 모공이 넓어지는 원인

피부는 모공이라는 털구멍과 한샘이라 부르는 땀구멍이 있다. 얼굴에 약 2만여 개의 모공이 분포되어 있다. 모공은 털이 자랄 수 있는 환경을 만들어주고 모근 근처에 위치한 피지 분비 선에서 생성된 피지(유분)를 배출하는 역할도 함께하기 때문에 피부 건강과 밀접한 관계를 맺고 있다. 모공이 넓어지는 원인은 두 가지로 분류될 수 있다.

1) 피지 분비선의 비정상화

첫 번째는 피지를 생성하는 피지 분비선은 호르몬에 의해 조절되는데 피지 분비선이 정상 범위 이상의 과도한 유분이 생성될 때, 남아도는 유분이 죽은 각질 등과 섞여 모공이 막히게 되고 과도한 피지를 분비 시키기 위해 자연스럽게 모공이 넓어지게 된다.

2) 피부 노화에 의한 모공확장

두 번째는 피부의 노화에 의한 것이다. 일반적으로 25세 이후부터는 피부 노화현상이 시작되는데, 피부세포가 수분이 부족해지면서 건조한 상태로 바뀌고, 이는 피부 탄력을 잃게 되어 피지가 배출되는 통로의 힘이 떨어지면서 모공이 쉽게 늘어나게 된다. 즉 노화로 인한 피부 탄력 저하가 모공을 넓혀지는 원인이 되는 것이다.

- 분포 : 100~120개 / cm²
  얼굴에 약 2만개 분포
- 지름 : 20~50 um

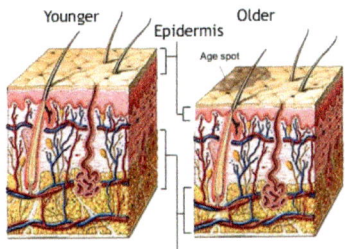

모공이 넓어지는 원인

- 과다한 피지 분비
- 심한 여드름
- 노 화 (조직의 탄력 저하)
- 잘못된 화장품 사용
- 모공 속의 노폐물 축적
- 건조한 환경 (더운물, 사우나)

3

필링:
피부 재생의 다양한 접근

필링(peeling)이란 사전적으로 '껍질 벗기기'라는 뜻이다. 오랜 세월 노화되고 지저분해진 피부를 벗겨내고 그 밑에 있는 뽀얀 속살이 다시 나오기를 기대하는 희망은 누구에게나 있을 것이며, 실제로 그러한 소망이 필링을 통해 이루어질 수도 있다. 필링이 성공적으로 이루어지면 주름살이 감소하고, 늘어진 피부가 당겨지며, 여드름과 같은 피부병변이 호전되고, 잡티나 기미 색소도 옅어지며, 칙칙한 얼굴색이 맑아지고, 피부가 부드럽고 매끈해지는 등 많은 문제가 해결된다. 하지만 실패하는 경우를 항상 염두에 두어야 하며, 필링의 속성상 별 부담 없이 적용을 해보기는 하지만, 기미나 예민한 피부 등에는 상당한 부담으로 작용하기도 한다.

현재 피부관리실과 병·의원에서 행하여지는 필링은 그 방법과 깊이, 그리고 필링제의 종류에 따라 전체적으로, ① 에스테틱 필링(딥클렌징), ② 화학적 박피술(산필링), ③ 물리적 박피술(기계적 박피술), ④ 레이져 박피술 ⑤ 천연 약초 필링 등으로 분류할 수 있다.

1 에스테틱 필링(딥클렌징)

에스테틱 필링은 종종 '박피술'과 혼용되기도 하지만, 그 목적과 침투 깊이, 안전성 측면에서 명확한 차이가 있다. 의학적 박피술(Medical Peeling)이 각질층 상층부 이하의 표피 또는 그 이상의 진피 망상층 일부까지 인위적으로 제거하는 것을 목표로 하는 반면, 에스테틱 필링은 진피에 손상을 주지 않고 주로 각질층 상부만을 가볍게 제거하는 데 초점을 맞춘다. 이러한 차이점으로 인해 에스테틱 필링은 피부 자극과 손상, 화상 염려가 적어 안전하며, 시술 기간이 짧고 통증이 거의 없어 즉시 일상생활이 가능하다.

이러한 안전성은 에스테틱 필링이 정기적인 피부 관리 루틴의 한 부분으로 자리 잡을 수 있게 한다. 즉각적이고 극적인 변화보다는 점진적인 피부 개선을 목표로 하며, 위험 부담이 적어 민감성 피부를 포함한 다양한 피부 타입에도 적용될 수 있다. 이러한 특성은 소비자들이 일상생활에 지장 없이 피부 건강을 관리하고 개선하고자 할 때 에스테틱 필링을 선호하는 중요한 이유가 된다. 결과적으로, 에스테틱 필링은 피부 개선을 위한 접근성을 높이고, 보다 넓은 범위의 소비자들이 안전하게 피부 관리를 받을 수 있도록 하는 데 기여하고 있다.

딥클렌징은 피부 표면에 쌓인 메이크업 잔여물, 미세먼지, 노폐물뿐만 아니라 모공 속 깊숙이 자리 잡은 피지, 각질, 블랙헤드 등을 효과적으로 제거하여 피부를 더욱 깨끗하고 건강하게 유지하는 과정을 의미한다. 일반적인 세안으로는 제거하기 어려운 미세한 불순물들을 제거함으로써 피부 트러블 예방, 피부결 개선, 스킨케어 제품 흡수율 향상 등 다양한 이점을 제공한다.

우리 피부는 매일 외부 환경의 오염 물질과 내부에서 분비되는 피지, 땀, 그리고 메이크업 잔여물에 노출된다. 이러한 노폐물이 모공을 막으면 여드름, 뾰루지와 같은 피부 트러블이 발생하기 쉽고, 피부 톤이 칙칙해지며, 화장품의 유효 성분이 제대로 흡수되지 않아 스킨케어 효과가 저하될 수 있다. 딥클렌징은 이러한 문제들을 해결하고 피부 본연의 기능을 원활하게 하는 데 필수적인 과정이다. 딥클렌징에는 다양한 방법이 있으며, 각 방법은 피부 타입과 컨디션에 따라 적절히 선택하는 것이 중요하다.

● 오일 클렌징

오일은 '유유상종(油油相從)'의 원리에 따라 피부의 피지, 메이크업의 유성 성분을 부드럽게 녹여내는 방식이다. 마른 얼굴에 클렌징 오일을 덜어 부드럽게 마사지한 후, 소량의 물을 묻혀 유화(우윳빛으로 변하는 과정)시키고 미온수로 깨끗하게 헹궈낸다.

장점으로는 메이크업을 한 번에 깨끗하게 지울 수 있으며, 피부에 자극이 적다. 건성, 복합성, 그리고 진한 메이크업을 즐기는 분들에게 적합하다.

● 밤(Balm) 클렌징

오일과 유사하게 유성 노폐물을 효과적으로 녹여내지만, 오일, 버터, 왁스 등이 주성분으로 이루어져 있는 고체 형태여서 휴대와 사용이 편리하다. 오일 클렌징과 동일하게 마른 얼굴에 덜어 마사지한 후 유화시키고 헹궈낸다. 오일과 유사한 세정력을 가지지만, 흘러내리지 않아 매우 편리하다. 모든 피부 타입에 적합하며, 특히 여행 시 유용하다.

● 젤 클렌징

가볍고 산뜻한 사용감으로 유분기가 적은 노폐물을 효과적으로 제거한다.

적당량을 덜어 물과 함께 거품을 낸 후 얼굴에 마사지하고 헹궈내는 방식으로, 산뜻한 마무리감과 자극이 적어 데일리 딥클렌징으로 활용될 수 있다. 지성, 민감성 피부에 적합하다.

● 클렌징 워터 / 리무버

미셀(Micelle)이라는 미세 입자가 노폐물을 흡착하여 제거하는 방법이다. 화장 솜에 충분히 적셔 피부를 닦아내듯 사용하며, 물로 헹굴 필요가 없기 때문에 물 세안이 어려운 상황이나 가벼운 메이크업 제거에 용이하다.

● 클렌징 크림

부드러운 제형의 크림으로 피부 자극을 최소화하면서 노폐물을 닦아내는 방식으로, 얼굴에 펴 바른 후 부드럽게 마사지하고 티슈로 닦아내거나 미온수로 헹궈낸다. 건성, 민감성 피부, 진한 메이크업을 하지 않는 경우에 적합하다.

미셀(Micelle) : 소수성(hydrophobic) 꼬리와 친수성(hydrophilic) 머리를 가진 계면활성제 분자가 수용액에서 모여 형성하는 구형 또는 타원형의 집합체

- 클렌징 브러시 / 디바이스 사용

미세한 진동이나 회전 브러시를 이용하여 손이 닿기 어려운 모공 속 노폐물을 효과적으로 제거한다. 전용 클렌징 폼과 함께 사용하거나, 일반 클렌징 제품 사용 시 보조적으로 활용하는데, 손 세안보다 깊고 균일한 세정 효과를 제공하며, 각질 제거에도 도움을 준다. 하지만 너무 잦은 사용은 피부에 자극을 줄 수 있으므로 주 1~2회 정도 사용하는 것을 권장한다.

2 산필링 (화학적 박피술)

산필링은 흔히 화학적 박피술이라고 한다. 피부 표면에 산성분의 특정 약액을 도포하여 표피의 오래된 각질을 제거하고 피부의 턴오버 기능을 촉진하여 정상화시키는 방법이다. 이 과정에서 새로운 표피가 형성되고 진피의 재생이 유도되어, 일광 손상, 주름살, 흉터, 색소 장애 등을 개선하는 데 활용된다.

화학적 필링에는 다양한 종류의 산성 성분이 사용된다.
- AHA(Alpha Hydroxy Acid)

사탕수수, 사과, 포도, 감귤류 등에서 추출되는 수용성 과일산으로, 피부 표면의 각질을 부드럽게 제거하고 새로운 세포 생성을 유도한다. 글리콜산(Glycolic Acid)은 분자량이 적어 피부 침투가 빠르고 필링 효과가 크며, 피부결 정돈 및 미백 작용이 뛰어나다. 젖산(Lactic Acid)은 보습력이 높고 피부 자극이 적어 민감한 피부에도 시술 가능하다.

- BHA(Beta Hydroxy Acid)

버드나무나 자작나무에서 추출되는 지용성 성분으로, 모공 깊숙이 침투하여 과도한 오일과 잔해물을 용해시킨다. 항염 효과가 있어 염증성 여드름, 블랙헤드 제거에 효과적이며 지성 및 여드름성 피부에 이상적이다. 살리실산 마크로골 필링은 피부 심부 침투를 막아 부작용이 적은 특징이 있다.

- PHA(Poly Hydroxy Acid)

AHA와 유사한 수용성 각질 제거 성분이지만, 분자 크기가 커서 피부에 천천히 흡수되어 자극이 적고 보습력이 뛰어나다. 민감성 피부에 적합하며, 항염 효과도 우수하다고 한다.

- TCA(Trichloroacetic Acid)

피부 표피의 세포층을 제거하여 피부 재생을 유도하는 화학 박피의 일종이다. 잔주름, 색소침착 개선, 피부결 개선에 효과적이지만, 강한 산성 용액으로 화학적 화상 및 박피 반응을 유발할 수 있어 숙련된 전문의의 시술이 중요하다.

- 제스너 필링(Jessner Peel)

버드나무나 자작나무에서 추출되는 천연성분으로 각질층을 녹이는 데 도움을 주며 항염 효과가 있어 여드름과 블랙헤드 제거에 효과적이다.

- 아미노 필링(Amino Peel)

아미노산에 기반한 필링으로, 다른 화학적 박피에 비해 자극이 적고 수분 보존 효과가 뛰어나 모든 피부에 시술 가능하다.

산필링과 같은 화학적 필링은 약제의 침투 깊이에 따라 표층, 중층, 심층 박피술로 나뉘어 진다. 필링제의 강도는 산의 농도, pH, 사용량에 따라 결정되며, 농도가 높을수록 침투 깊이가 깊어지고 결과가 극적이지만 부작용 위험도 증가한다.

- 표층 박피술

피부 0.06mm 정도까지 침투하며, 10~25% 농도의 AHA, BHA, Jessner 용액 등이 사용된다. 일주일에서 격월 간격으로 반복 시술이 가능하며, 회복 기간은 일반적으로 며칠 내로 짧고 일상생활에 지장이 적다는 장점이 있다.

- 중층 박피술

피부 0.45mm 정도까지 침투하며 주로 TCA가 사용된다. 35~50% 농도의 TCA를 사용하며, 50% 이상 사용 시 홍반 및 비후성 반흔 위험이 있다.

- 심층 박피술

피부 0.6mm 이상 침투하며 주로 페놀이 사용된다. 극적인 효과를 얻을 수 있지만 심각한 피부 손상, 통증, 흉터를 유발할 수 있으며, 어두운 피부톤에는 권장되지 않는다. 위험성이 높기 때문에 특별한 경우를 제외하고는 잘 시행되지 않는다.

산필링의 성분은 천연물에 주로 존재하는 물질들이다. 대부분이 알파-하이드록시산 (α-Hydroxy Acid) 유도체들이고, 이들 물질은 아래와 같은 천연물 속에 함유되어 있다.

● 알파 Hydroxy Acid(AHA)를 함유하는 천연물

천연물	영문명	물질명
사탕수수	Glycolic Acid	글리콜릭산
발효우유	Lactic Acid	젖산
감귤류	Citric Acid	구연산
사과	Malic Acid	사과산
포도	Tartaric Acid	주석산

글리콜릭산(Glycolic Aciid)은 사탕수수에서 추출할 수 있고, 젖산(Lactic Acid)은 발효 우유에서, 씨트릭산(Citric Acid)산으로 알려진 구연산은 감귤류에 들어있고, 사과산으로 알려진 말릭산(Malic Acid)는 사과로부터 얻을 수 있다. 그리고 주석산으로 알려진 타타릭산(Tartaric Acid)는 포도에서 많이 들어있다.

그 외에 사용된 산 성분으로는 흔히 BHA 성부이라고 불리는 살리실릭산 (Salicylic Acid)으로 알려진 β-Hydroxy Acid 가 있다.

화학 박피술이 주로 적용되는 피부는 칙칙한 피부를 짧은 시간에 밝게 보이게 하는 것이다. 산필링이 주로 적용되는 분야로는 모공각화증,

염증 후 과색소침착(PIH), 주근깨, 표재성 및 여드름 흉터 등이며, 지루 각화증, 일광각화증, 주름, 기미 등에도 적용하기도 한다. 그 외 얼굴의(Refreshing) 목적으로 사용되기도 하는데, 특히 TCA가 주성분인 제스너 용액으로, 얼굴 전체에 적용하는 것보다는 개선을 원하는 부위에 TCA를 이용해 국소적으로 적용하기에 적합하다. 기미나 주름에 대한 관리에도 산필링이 적용되기도 하지만, 확실한 효과를 보기 위해서는 산 성분과 필링에 대한 많은 경험과 전문적인 노하우를 가진 후에야 성공적인 관리가 가능할 것이다.

 화학적 박피술의 경우, 박피에서도 주의를 하여야 하지만 심층박피를 한 경우 홍반, 염증과색소침착(PIH), 반흔, 감염 등의 박피술 후 부작용에 대비하여야 하고 산필링을 반복적으로 여러 번 하게 되면 피부의 민감도가 높아져 색소침착 등의 부작용 사례도 나올 수 있기 때문에 각별히 유의해야 한다. 산필링은 표피를 녹이는 것이기 때문에 관리 후 자외선의 차단과 피부의 수분 유지는 대단히 중요하다. 그래서 산필링 후 보습제를 자주 도포해 주어야 하는데, 보습제를 발라도 지나치게 건조감이 느껴질 경우 따로 보습 관리를 받는 것이 좋다. 만일 산필링 후 아린 것 같은 통증이 3~4일 지속되면 일단 바이러스 감염을 생각하고, 병원에 내방해서 전문적인 관리를 받아야 한다.

---

* 과색소침착(Hyperpigmentation) : 피부의 멜라닌 색소가 과도하게 생성되거나 축적되어 피부 일부가 검게 변하는 현상. 주로 여드름, 상처, 습진, 화상등 피부에 염증이 생긴 후 회복과정에서 발생한다.

3 물리적 박피술

그라인더와 같은 기계를 이용하여 피부를 벗겨내는 기계 박피술(dermabrasion)과 크리스탈 필링이나 다이아몬드 필링처럼 피부의 얕은 층을 벗겨내는 미세박피술(microabrasion)을 말한다.

● 다이아몬드 필링(Diamond Peeling)

가장 단단한 광물인 다이아몬드 팁을 핸드피스에 부착하여 강한 진공압을 이용해 피부 표피의 각질을 아주 부드럽게 제거하는 필링 요법이다. 피부 표면을 미세하게 갈아내듯이 제거하여 피부 재생을 유도하며, 넓어진 모공, 여드름 흉터, 잔주름, 칙칙한 피부 개선에 효과적이다. 시술 시 따가움이나 통증이 크지 않으며, 시술 후 바로 일상생활이 가능하다.

● 크리스탈 필링(Crystal Peeling)

미세한 크리스탈 입자를 피부의 가장 바깥층에 강하게 분사하여 피부를 정교하게 필링하고, 동시에 음압을 이용하여 분사된 크리스탈 입자와 필링 된 피부 조직을 다시 흡입하여 제거하는 방법이다. 칙칙한 안색, 색소침착, 잡티 개선에 효과적이며, 콜라겐 재생을 자극하여 모공 축소, 잔주름 완화, 얕은 여드름 흉터 개선에도 도움을 준다. 시술자의 숙련도에 따라 깊이 조절이 가능하여 안전하며, 모든 피부 타입에 시술할 수 있다.

4 레이저 박피술

레이저 필링은 최첨단 장비에서 방출되는 레이저 빛을 이용하여 피부 표면의 불순물과 각질을 제거함과 동시에 레이저의 긴 파장대를 피부에 침투시켜 열 반응을 통해 피부 재생과 콜라겐 재생을 유도하는 스킨케어 기법이다.

1) 소프트 필링

약한 레이저를 시술하여 피부 표면의 불순물과 각질을 제거하고, 열 자극을 통해 콜라겐 활성화 및 모공 내벽 강화, 모공 축소를 유도하는 치료이다. 통증이 거의 없고 부작용이 적으며 회복 기간이 필요 없어 즉시 일상생활이 가능하다.

2) IPL(Intense Pulsed Light)

IPL은 레이저와 달리 다양한 파장(보통 400nm~1200nm)의 넓은 스펙트럼의 빛을 방출하는 '강렬한 펄스광'이다. 다른 레이저 필링과 다른 점은 시술 목적에 따라 특정 파장대의 빛만 통과시키는 필터를 사용하여 원하는 병변에 작용하도록 조절한다. IPL은 일반적으로 피부 표피층에 주로 작용하여 광범위한 피부 문제를 개선하는 데 주로 사용된다.

IPL레이저 시술 은 주근깨, 잡티, 검버섯, 연한 기미 등 표피층의 색소 병변 개선에 주로 사용되고, 안면 홍조, 모세혈관 확장증 등 표피 근처의 붉은 병변 개선에 효과적이다. 또한 전반적인 피부톤을 밝히고 피부결을 부드럽게 하는 데 도움을 준다고 알려져 있다. 털의 멜라닌에 반응하여 제모 효과를 낼 수 있으나, 레이저에 비해 효과가 떨어질 수 있으며, 밝은 털에는 효과가 제한적이라고 한다.

IPL은 넓은 스펙트럼의 빛을 사용하므로 주변 조직에도 영향을 미칠 수 있어, 피부 타입에 맞지 않거나 부적절한 에너지 사용 시 화상, 물집, 색소침착 등의 부작용이 발생할 수 있고, 특히 어두운 피부톤에는 색소침착 위험이 높아 권장되지 않는 경우가 많다.

3) 어븀 야그 레이저(Erbium YAG Laser)

2,940nm 파장을 방출하며 수분에 잘 흡수되어 표피 조직에 효과적으로 작용시킨다. 최소한의 열 손상으로 정교한 조직 침습이 가능하여 재상피화가 빠르고 부작용이 최소화된다고 한다. 모공, 잔주름, 광노화 피부, 피부톤 등 피부 토탈 재생에 효과적이며, 특히 여드름 흉터 치료에 활용될 때 튀어나온 흉터를 깎아내고 패인 부분의 콜라겐 합성을 유도하여 새로운 세포가 차오르게 한다.

4) Nd:YAG 레이저(Neodymium-doped Yttrium Aluminum Garnet Laser)

Nd:YAG 레이저는 *특정 단일 파장(일반적으로 1,064nm)*의 빛을 방출하는 '레이저'이다. 이는 특정 색소(멜라닌, 헤모글로빈 등)에 대한 흡수 도가 매우 높고, 주변 조직에 대한 손상을 최소화하면서 목표 병변에만 집중적으로 에너지를 전달할 수 있다. 1,064nm의 긴 파장은 피부 깊숙이 침투하여 진피층의 색소나 혈관 병변에 효과적이다.

Nd:YAG 레이저는 짧은 시간 내에 고에너지를 조사하여 멜라닌 색소를 선택적으로 파괴하기 때문에, 오타모반, 기미, 문신 제거, 주근깨, 잡티 등 깊은 진피층에 위치한 색소 병변 치료에 매우 효과적이다. 또한 확장된 혈관, 안면 홍조, 모세혈관 확장증 등 혈관성 병변에도 사용되기도 한다. 특히 긴 파장으로 모낭에 깊이 침투하여 멜라닌을 타겟팅할 수 있기 때문에 제모에도 효과적이고, 콜라겐 생성을 자극하여 피부 탄력을 개선하고 잔주름을 완화하는 데 도움을 줄 수 있다.

Nd:YAG 레이저는 특정 병변에 집중적으로 작용하므로 통증이 강할 수 있고, 시술 후 멍, 딱지, 색소침착 등의 부작용이 발생할 수 있기 때문에 숙련된 의료진이 안전하게 진행해야 한다. 잘못된 시술 시 과색소침착이나 저색소침착[*]의 위험이 있다.

5) CO_2 레이저(CO_2 Laser)

CO_2 레이저는 10,600nm의 긴 파장을 가진 탄산가스 레이저로 이 파장은 수분에 대한 흡수율이 매우 높다는 특징을 가지고 있다. 우리 피부의 대부분은 수분으로 이루어져 있기 때문에, CO_2 레이저를 피부에 조사하면 피부 속 수분에 에너지가 흡수되어 순간적으로 열에너지로 변환된다. 이 열에너지는 병변 부위의 조직을 기화(증발)시키거나 응고시켜 제거하는 방식으로 작용한다. 이는 마치 피부를 한 겹 벗겨내는 것과 같아서, "필링" 효과를 낸다.

CO_2 레이저에 의해 피부 깊숙이 전달된 열에너지는 피부 속 콜라겐과

---

[*] 저색소침착 : 피부의 멜라닌 색소 생성이 감소하거나 사라져, 주변 피부보다 하얗게 보이는 현상. 과색소 침착과는 반대되는 개념으로 백반증, 백색증이 대표적인 질환이다.

엘라스틴 섬유를 수축시키고, 동시에 새로운 콜라겐 생성을 유도한다. 이는 피부 탄력을 증가시키고 잔주름을 개선하는 데 기여한다. 흉터 부위에 레이저를 조사하면 굳어진 흉터 조직을 파괴하고, 새로운 콜라겐 합성을 유도하여 흉터가 차오르거나 부드러워지는 효과를 볼 수 있다.

(1) CO_2 레이저 부작용 사례

- 홍반(붉은기)

시술 후 가장 흔하게 나타나는 부작용. 시간이 지나면서 점차 사라진다.

- 색소침착

피부톤이 어둡거나 시술 후 관리가 제대로 이루어지지 않을 경우 발생할 수 있다. 일시적인 경우가 많지만, 지속될 수도 있다.

- 저색소침착

드물게 색소가 빠져서 하얗게 변하는 경우도 있다.

- 감염

딱지를 억지로 떼어낼 경우 감염 위험이 있다.

- 흉터

드물지만 잘못된 시술이나 관리 부주의로 인해 흉터가 발생할 수 있다.

(2) CO_2 레이저 종류

- 풀 박피 CO_2 레이저(Full Ablative CO_2 Laser)

피부 표면 전체를 균일하게 깎아내는 방식으로, 매우 강력한 효과를 보이지만, 회복 기간이 길고 부작용(홍반, 색소침착, 흉터 등)의 위험이 높다. 이러한 부작용 위험 때문에 많이 사용되지 않으며, 매우 심한 흉터나 깊은 주름에 제한적으로 사용된다.

- 프락셔널 CO_2 레이저(Fractional CO_2 Laser / CO_2 프락셀)

가장 널리 사용되는 방식으로, 레이저 빔을 수천 개의 미세한 점(마이크로 단위)으로 나누어 피부에 조사한다. 레이저가 조사된 부분은 미세한 구멍이 생기면서 손상된 조직이 제거되고, 조사되지 않은 주변 피부는 손상 없이 남겨두어 빠른 회복이 장점이다. 이 미세한 상처들은 피부의 자연적인 치유 반응을 유도하여 콜라겐과 엘라스틴 생성을 촉진한다. 다른 박피 레이저에 비해 회복이 빠르고 부작용 위험이 적으면서도 효과는 뛰어나다.

5 천연 약초필링

천연 약초필링은 순수 약초 혼합물을 기반으로 한 피부 재생 방법으로, 화학물질, 합성 결합제, 연마제가 전혀 포함되지 않는다는 점에서 주목받고 있다. 이는 산성분을 이용해 피부 각질층을 미세하게 녹여내는 방식과는 다르게, 피부의 죽은 각질층에만 선택적으로 작용하여 건강한 피부층으로부터 분리 및 탈락을 유도하는 비산성(non-acid) 각질 제거 방식이다. 약초의 미세 입자들이 피부 표피층에 침투하여 세포재생을 촉진하고, 혈액순환을 개선하며, 세포 회전율을 증가시키는 방식이다. 이 과정은 새로운 세포와 콜라겐 형성을 자극하고 피부의 수분 보유력을 증진시키는 데 기여한다. 천연 약초필링은 단순한 표피 개선을 넘어 피부의 자연적인 회복 메커니즘을 지원하고 강화하는 데 중점을 둔다는 점에서, 다른 필링 방식과 차별화되는 근본적인 가치가 있다. 이는 소비자들이 단순히 '피부를 벗겨내는' 행위가 아닌, '피부를 건강하게 재생시키는' 과정으로 필링을 이해하도록 돕는 중요한 관점을 제공한다. 또한, 화학적 성분에 대한 소비자들의 잠재적 우려를 해소하고, 보다 안전하고 부드러운 대안을 제공한다는 점은 '클린 뷰티' 트렌드와 맞물려 자연 유래 성분에 대한 소비자 선호도가 높아지는 현대 시장에서 중요한 경쟁 우위로 작용할 수 있다.

1) 천연 약초필링의 유래와 역사

피부 건강과 미에 대한 인류의 열망은 시대를 초월한 보편적인 현상으로, 수천 년 전 고대 문명에서부터 다양한 천연 재료를 활용한 피부 관리법이 발전해 왔다. 노화 방지, 잡티 제거, 미백, 보습, 피부 보호 등 그 목표 또한 현대의 피부 고민과 놀랍도록 유사하다. 이러한 깊은 역사적 연속성은 피부 회춘, 특히 천연적인 방법을 통한 수요가 일시적인 유행이 아니라 근본적인 인간의 필요임을 시사한다.

고대 문명의 피부 관리와 약초 활용
- 고대 이집트에서는 약 6000년 전부터 피부를 태양, 모래, 곤충으로부터 보호하고 젊고 신선하게 유지하는 것이 주된 피부 관리 목표였다고 한다. 주름 방지를 위해 피마자유, 참기름, 모링가 오일* 등이 사용되었으며, 클렌징에는 점토와 올리브 오일 비누 페이스

---
* 모링가 오일 : '기적의 나무라고 불리는 모링가 나무의 씨앗에서 추출한 식물성 오일

트가 활용되었다. 각질 제거를 위해서는 사해 소금이 사용되었고, 수박을 장미수와 설탕에 첨가하여 노화 방지 및 주름 예방에 사용하기도 했다고 한다. 특히 클레오파트라는 우유와 꿀로 목욕하여 피부 수분을 공급하고 잡티를 제거했다고 알려져 있는데, 우유 속 젖산은 오늘날의 AHA와 유사한 각질 제거 효과를 가진다. 사프란 또한 안색 개선을 위해 사용되었다. 약 3500년 전의 에버스 파피루스에는 박피 시술을 위한 부식성 제제 사용 기록이 남아 있으며, 동물성 오일, 설화석고, 신 우유 등을 사용하여 피부를 개선했다는 기록이 있다.

- 고대 인도의 아유르베다 의학은 약 3000년 전부터 시작된 '삶의 지혜'를 의미하는 산스크리트어로, 신체와 정신, 영적 기운 간의 균형을 중시하는 전통 의학이다. 피부 관리 역시 마음의 균형과 직결된다고 보았으며, 피부 미용 및 제모를 위해 정제 버터와 오일이 사용되었다고 한다. 사프란은 호르몬 조절, 노화 방지, 자외선 차단에 활용되었고, 장미 오일, 물, 녹인 밀랍으로 만든 콜드크림도 피부를 신선하고 깨끗하게 유지하는 데 사용되었다. 특히 우브탄(Ubtans)은 병아리콩 가루, 강황, 장미수 또는 우유를 기본으로 하여 피부 요구에 따라 다양한 허브를 추가하여 클렌징, 토닝, 각질 제거에 활용되었으며, 에센셜 오일은 치료 목적으로도 사용되었다고 한다.

---

* 산스크리트어 : 고대 인도에서 사용되었던 고전 언어

- 고대 중국에서는 약 4000년 전부터 창백하고 하얀 피부를 미의 기준으로 여겼다. 쌀뜨물을 피부 클렌징에 사용했으며, 쌀의 전분, 단백질, 비타민이 피부에 유익하다고 보았었다. 중국에서는 한약재를 이용한 피부 미용법이 특히 발달했는데, 양귀비가 즐겨 사용한 백지(구릿대 뿌리)는 미백 및 기미 제거에 탁월한 효능이 있으며 피부세포 신진대사를 촉진하는 것으로 알려져 있다. 백복령**은 분말 형태로 꿀에 섞어 여드름 및 기미 제거에 사용되었고, 피부를 윤택하게 하며 면역력 증강에도 기여했다고 한다. 암사슴 태반인 녹태는 장수와 미용에 효능이 있고 독소를 제거하여 피를 맑게 하며 노화 방지 및 색소침착 예방/제거에 효과적이라고 기록되어 있다. 하수오(제수오)는 간과 신장을 보호하고 조혈 기능을 강화하여 머리카락과 얼굴을 개선하는 데 사용되었으며, 레시틴 성분이 풍부하다. 2000년 이상 부인과 약재로 사용된 당귀는 노화 방지, 기미 제거, 피부 윤택 및 생기 부여에 중요한 약재로 언급되었다. 이 외에도 고삼은 항염 및 살충 작용으로 여드름 치료에 으뜸이었고, 천궁***은 혈액순환을 도와 기미와 주근깨를 없애고 피부에 영양을 공급하는 데 사용되었다.
- 한국 전통 한방 미용의 역사는 고조선 시대 단군신화에 등장하는 쑥과 마늘이 피부를 희게 하는 미용 재료로 사용되었다는 기록에서 시작된다. 조선 시대에는 자연에서 얻은 재료를 이용해 다양한

** 백봉령 : 소나무 뿌리에 기생하며 자라는 버섯의 일종인 복령의 흰 속 부분
*** 천궁 : 미나리과에 속하는 여러해살이풀로 뿌리 줄기를 약재로 사용한다.

천연 화장품을 만들어 사용했으며, 수세미는 독을 풀어주고 피부에 올라오는 종기를 없애는 데 활용되기도 하였다.

이처럼 고대 문명 전반에 걸쳐 허브, 오일, 점토 등이 화장품 제형의 기본을 이루었으며, 올리브 오일은 이집트인과 그리스인에게 중요한 역할을 했다. 금잔화는 유럽 전역에서, 올리브 오일은 항염 효과로, 핑크 점토 마스크는 세정, 연화, 피부 자극 및 세포 회전율* 증진에 사용되었다.

2) 근, 현대 필링의 발전과 약초 필링의 도약

19세기 유럽 피부과학에서는 화학적 필링이 등장하며 피부 관리의 새로운 장을 열었다. 페놀의 피부 미백 효과는 1834년 화학자 룽게에 의해 처음 발견되었고, 1860년 비엔나의 피부과 의사 헤브라에 의해 화학적 필링제로 기술되었다. 윌리엄 털버리 폭스(1871년)는 20% 페놀 용액의 효과를 기술했으며, 폴 거슨 운나(1882년)는 레조르시놀과 TCA(트리클로로아세트산)를 필링제로 추가했다. 살리실산의 각질 제거 특성 또한 운나에 의해 1882년에 기술되었으며, 오늘날 널리 사용되는 AHA(알파하이드록실산)는 이보다 약 100년 후에 도입되었다.

이러한 화학적 필링의 부상에도 불구하고, 천연 약초필링은 현대에 들어서도 중요한 위치를 차지하며 발전해 왔다. 한국에서 필링의 역사는 대략 25년 전 천연 약초필링을 시작으로, 오늘날 AHA 필링, 해초 필

세포 회전율(Cell turnover) : 세포가 새로 생성되고 죽는 주기. 세포재생주기라고 불리기도 한다.

링과 같은 산을 이용한 방법, 크리스탈 필링, 레이저 필링과 같은 물리적인 방법 등 다양한 형태로 발전해왔다.

특히 독일의 Dr. Schrammek Greenpeel은 60년 이상의 긴 역사를 가진 약초필링의 원조로 알려져 있다. 이 브랜드의 약초필링은 피부과 의사에 의해 의학적으로 개발되었으며, 전 세계 70여 개국에서 사용되며 수많은 연구와 임상 테스트를 통해 효과가 입증되었다. Alex Cosmetic의 Herbal Peel 또한 3세대 천연 전문 필링으로, 기기 기반 시술이나 다른 화학적 필링의 현대적이고 안전한 대안으로 자리매김하고 있다. 이러한 현대 약초필링은 화학적 첨가물이나 합성 연마제 없이 순수 약초 혼합물을 기반으로 하며, 피부에 마사지하여 미세 입자가 표피층을 제거하고 영양분을 침투시키는 방식으로 작동하였다. 하지만 이러한 약초필링이 널리 사용되어 왔지만 천연에서 유래한 성분의 특징과 활성 메커니즘에 대한 연구가 부족하여 전문가들 영역에서 제한적으로 사용되어 왔다.

천연 약초필링 시장은 단순히 내재된 효능뿐만 아니라, 합성 화학 물질에 대한 소비자들의 우려와 잠재적 부작용 회피 욕구에 의해 현재는 빠르게 성장하고 있다. 이는 '천연'이라는 속성이 시장에서 독특한 세그먼트와 경쟁 우위를 창출할 수 있는 효능이 검증되면서 필링 분야에서는 반드시 필요한 영역이 되어가고 있다. 약초 필링은 화학적 방법에 대한 반작용으로, 또는 더 안전한 선택지로 재조명되고 있으며 현대 시장에서 더욱 중요한 위치를 차지하게 되었고, 고대부터 이어져 온 자연 유래 성분 활용의 지혜를 바탕으로, 현대 과학 기술과 접목되어 다양한 형태로 발전하며 피부 미용 시장에서 독자적인 영역을 구축하고 있다.

3) 천연 약초필링의 원리 및 주요 성분

천연 약초필링은 피부의 죽은 각질세포를 제거하여 유효 성분의 침투를 용이하게 하고, 새로운 세포 및 콜라겐 형성을 자극하며, 수분 보유력을 증진시키는 방식으로 피부 재생을 촉진시킨다. 핵심 원리는 약초의 미세 입자들이 피부에 침투하여 세포재생, 혈액순환 개선, 세포 회전율 증가를 유도하는 것이다.

천연 약초필링은 화학 첨가물이나 합성 연마제가 없는 순수 약초 혼합물로 구성되어있다. 여기에는 귀중한 단백질, 탄수화물, 비타민, 효소, 식물 호르몬, 미네랄 염, 탄닌 및 미량 원소 등이 포함된다. 특히 중요한 성분 중 하나는 *스피큘(미세약초침/담수 해면)*이다. 이는 눈에 보이지 않을 정도의 미세침 형태로 피부에 침투하여 세포재생을 촉진시킨다. 이와 더불어 약초필링의 핵심 성분으로, 미네랄, 단백질, 칼슘이 풍부하며, 불필요한 각질 정리, 모공 수축, 여드름 개선에 효과적인 다양한 약초를 함께 사용하고 있다.

- 해면(Hydrolyzed Sponge)
  필링의 핵심 미세 입자
- 메밀가루, 스페인 감초 뿌리 가루, 약모밀 가루
  필링 파우더의 일반적인 성분
- 애엽가루, 녹차 가루, 감초 가루
  각질 제거제에 사용되는 주요 성분
- 실리케이트(바늘 모양의 이산화규소)
  조류에서 추출되며, 보습 및 피부 재생에 기여

- 보스웰리아
  피부 장벽 강화, 탄력 개선, 항염 기능
- 헬레나린
  치유 및 재생 특성을 가지며, 피부 보습, 진정, 콜라겐 생성 촉진
- 미세약초침 주요 성분
  스피룰리나(피부 표층 수분 공급, 섬유아세포 섬유질 생성), 호로파(항염증), 질경이(항균, 항염, 진정, 천연 방부제), 금잔화(표피성 홍반 효과, 지성/여드름 피부 적합), 쇠뜨기(미네랄, 피부 신진대사 조절, 규산 피부 결합 조직 강화), 실비아(표피성 홍반, 지성/여드름 피부), 귤항풀(여드름, 자외선 트러블 개선), 조록나무(자외선 차단 효과, 피부 재생), 무궁화(진정 효과, 천연 하이드로글리콜리 추출물 함유)

4) 대표적인 천연 약초필링

(1) 미세약초침

미세약초침은 2008년에 처음 소개되었고, 한방 피부 재생술 이란 이름으로 널리 알려져 있는 천연 약초필링의 대명사이다. 미세약초침이란 이름은 조성코퍼레이션㈜에서 대한한의사협회에 속해있는 한방 피부 안면 성형학회와 협업하여 만들어진 제품명으로, 2010년 이후부터는 피부를 다루는 한의원에서 '한방 피부 재생술로 널리 알려져 있다.

① 미세약초침 주성분 골편의 유래

미세약초침의 주성분은 Spongilla lacustris (Badiaga)라는 담수해면(freshwater sponge)에서 추출한 미세한 침 형태의 골편이다. Spongilla lacustris (Badiaga)는 추운 청정 지역의 민물 호수나 강에서 주로 발견되

고 있는데, 담수해면의 사체가 물속으로 가라앉으면서 사슴뿔 모양으로 켜켜이 쌓인 것을 채취하여, 건조, 분쇄, 정제 과정을 거치면 미세침 형태의 골편(Sponge)을 얻을 수 있다.

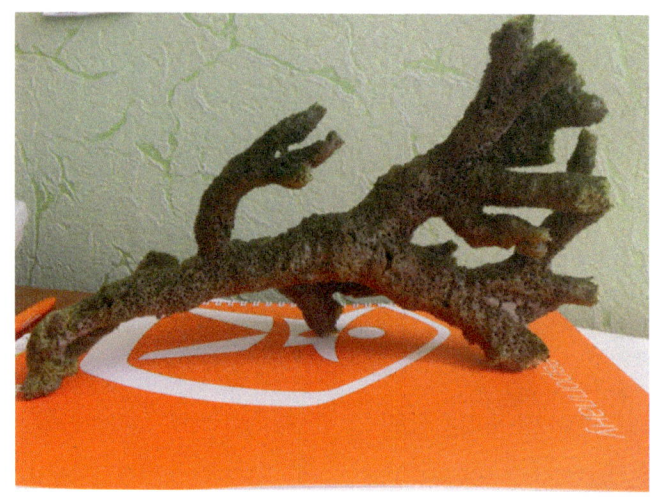

〈Spongilla lacustris (Badiaga) 채취 사진〉

담수해면으로부터 얻어진 골편에 한방에서 피부 치료용으로 사용되는 8가지의 약초 가루를 혼합하여 만들어진 것이 미세약초침이다.

② 미세약초침에 함유된 8가지 약초 성분과 역할

	주요 효 능성 분명
질경이 (플란타고)	항균 및 항염, 피부 보호
금잔화 (칼렌듈라)	피부 재생 및 진정, 상처 치유
쇠뜨기 풀	콜라겐 합성 유도, 피부 탄력 증진
세이지 잎 (살비아)	항균, 항염, 피부 재생, 여성 건강
무궁화 (알테아)	피부 진정 및 항염, 독소 배출
하마멜리스	모공 수렴, 항염증, 혈액순환 개선
호로파 (트리고넬라)	항염증, 탈모 방지, 두피 건강
서양 꿀풀 (멜리사)	진정, 혈액순환 촉진, 신경 안정

- **질경이 추출물(플란타고) : 항균, 항염, 피부 보호**

  플란타고, 즉 질경이는 '차전자(車前子)' 또는 '차전초(車前草)'라고 불린다. 주요 효능은 항균 및 항염 효과가 있는 것으로 알려져 있다.

- **금잔화 추출물(칼렌듈라) : 피부 재생 및 진정, 상처 치유**

  칼렌듈라는 한방에서 '금잔화(金盞花)'라고 불린다.
  주요 효능으로는 피부 재생 및 상처 치유, 항균 및 항염 작용, 그리고 진정 효과가 좋은 것으로 알려져 있다.

- **쇠뜨기 풀 : 혈액순환 및 세포재생, 콜라겐 합성 유도, 이뇨 작용**

  쇠뜨기 풀은 한방에서 '문형(問荊)' 또는 '절골초(折骨草)'라고 불린다. 규소 성분이 풍부하여 뼈를 튼튼하게 하고 조직을 강화하는 효능이 있다고 알려져 있으며, 콜라겐 생성을 촉진하여 피부 노화를 막고 탄력을 유지하는 데 도움을 준다.

- 살비아(세이지 잎) : 살균, 방부, 항박테리아, 항염증, 재생
살비아는 흔히 '세이지(Sage)'라고 불리며, 예로부터 다양한 질병을 치료하는 '만병통치약'으로 여겨질 만큼 뛰어난 효능을 가진 약초이다.

주요 효능은 항염, 항균 및 살균작용이 뛰어나고, 여성호르몬인 에스트로겐과 유사한 작용을 하여 갱년기 증상, 특히 안면 홍조, 발한(땀), 생리통, 생리 불순 등을 완화하는 데 도움을 준다고 알려져 있다.

- 알테아(무궁화 추출물) : 피부 진정, 연화 작용
한방에서 무궁화는 주로 '목근(木槿)'이라는 이름으로 사용된다.
무궁화 추출물은 피부 진정 및 항염 작용이 우수하고, 해독 및 이뇨 작용이 있어 몸속의 독소를 배출하고 소변을 잘 나오게 하는 효과가 있어 부종을 완화하고, 비뇨기계 질환에 도움을 준다고 한다. 또한 피부의 염증을 가라앉히고 부드럽게 만드는 연화 작용에도 효과가 있다고 알려져 있다.

- 하마멜리스 : 항염증, 치료 작용
하마멜리스(Witch Hazel)는 북아메리카 원산의 관목으로, 한방에서 전통적으로 사용되는 약재는 아니지만, 서양 약초학(Herbalism)에서 오랫동안 활용되어 온 약용 식물이다.

하마멜리스의 주요 한방 효과로는 탄닌(Tannin) 성분이 풍부하여 피부와 점막을 수축시키는 수렴 작용이 뛰어나다. 이는 넓어진 모공을 조여주고, 과도한 피지 분비를 조절하며, 피부의 탄력을 증진하는 데 도움을 준다. 또한 수렴 작용으로 인해 미세한 출혈을 멈

추게 하는 효능이 있고, 혈관을 강화하고 혈액순환을 돕는 작용이 있어 치질, 정맥류 등 혈관 질환의 증상을 완화하는 데 활용된다. 하마멜리스는 주로 피부에 바르는 형태로 많이 사용되며, 화장품이나 연고, 습포제 등의 주성분으로 활용되기도 한다.

- **호로파(트리고넬라) : 항염증, 탈모 방지, 종기 치료**

트리고넬라(Trigonella)는 한방에서 '호로파(葫蘆巴)'라는 이름으로 사용되는 약초로 주로 씨앗을 약재로 활용하며, 그 효능은 주로 남성 건강과 관련된 것으로 잘 알려져 있다.

주요 효능으로는 신장 기능 강화 및 성 기능 개선, 관절염 및 통증 완화에 효능이 있고, 특히 혈액순환을 개선하고 신장의 기능을 강화하는 효능 때문에 두피와 모발 건강에도 긍정적인 영향을 미쳐 탈모 방지에도 도움을 줄 수 있는 것으로 알려져 있다.

- **서양 꿀풀(멜리사) : 진정, 치료, 항경련, 살균, 혈액순환 촉진**

멜리사(Melissa)는 한방에서 '향봉화(香蜂花)' 또는 '서양 꿀풀'이라고 불리며, 레몬과 유사한 상큼한 향이 나는 것이 특징이다.

한방에서 멜리사는 마음을 진정시키고 스트레스, 불안, 불면증을 완화하는 데 탁월한 효과가 있고, 신경을 안정시켜 흥분된 상태를 가라앉히고, 신경성 두통이나 경련을 억제하는 데 도움을 준다. 또한 혈액순환을 원활하게 하여 몸을 따뜻하게 하고, 혈액순환 장애로 인한 수족냉증이나 통증 완화에 도움을 줄 수 있다. 현대인에게 많은 스트레스와 신경성 질환에 효과적인 약초로 주목받고 있다.

③ 미세약초침의 주요 효능
- 피부 각질 제거 및 피부 재생

  피부 각질을 제거하고 모공을 막고 있는 노폐물을 없애는 데 사용된다. 이를 통해 피부 결을 매끄럽게 하고 흉터나 과색소 침착을 줄이는 데 도움이 될 수 있다.

- 여드름 치료

  각질 제거 및 항염증 특성 덕분에 여드름으로 고생하는 피부에 염증을 줄이고 모공을 깨끗하게 하는 데 사용될 수 있다.

- 멍 및 흉터 감소

  미세약초 침을 하게 되면 혈액순환 촉진 효과가 멍과 흉터의 흔적을 줄이는 데 도움이 될 수 있다고 한다.

  특히, 골편 자체도 피부를 직접 자극하게 되면 혈류량이 증가되어, 피부 재생 주기를 정상화하며, 피부 장벽을 강화하는 데 기여한다고 한다. 주목할 점은 스피큘이 피부 속에서 최대 24시간 동안 지속적으로 작용하며 각질형성세포의 생성을 활성화 시킨다는 것이다.

  3~5일 안에 피부 가장 바깥의 각질층을 벗겨내어 칙칙한 피부, 여드름, 색소침착, 모공각화증 등에 뛰어난 효과를 나타낸다고 알려져 있다. 100% 천연성분을 사용하며, 스피큘의 양쪽 끝이 미세침 형태로 이루어져 있어, 피부에 침투할 때 통증 유발이 상대적으로 약하다. 이미 언급했듯이 한국의 한방 병·의원에서 한방 피부 재생술 이란 시술로 널리 사용되고 있고, 현재는 한방 분야에서 여드름 치료에 핵심 시술로 사용되고 있다.

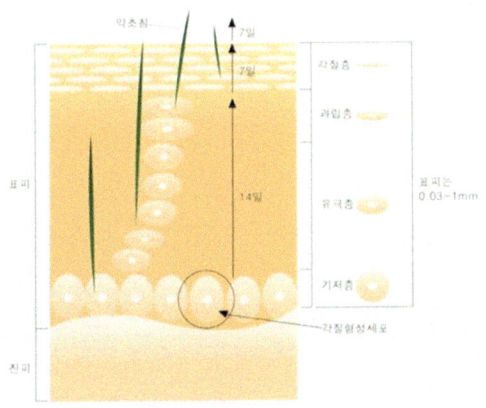

미세약초침의 피부 침투 도식도

(2) 슈라멕 그린필

슈라맥 그린 필은 60년 이상의 역사를 가진 시술로, 독일의 닥터 크리스틴 슈라멕(Dr. Christine Schrammek)에 의해 개발되었다. 이는 단순한 미용 시술을 넘어 '메디컬 스킨케어' 브랜드로서의 정체성을 확립하며, 오랜 기간 동안 축적된 임상 경험과 연구를 바탕으로 신뢰성을 구축해 왔다 한국에는 2000년대 초반부터 피부관리실을 중심으로 사용되어왔다.

그린필은 8가지의 허브와 효소, 미네랄 그리고 비타민 등 총 11가지의 성분을 배합하여 페이스트 형태로 피부에 도포하는 방식이다. 이 약초들과 함께 천연 미세침이 피부에 침투하여 혈액순환을 촉진하고, 산소 공급을 증가시키며, 피부 세포의 신진대사를 활성화시키는 방식으로 작용기작을 설명한다. 중요한 점은 그린필은 물리적인 마찰이나 강한 산성 성분을 사용하는 화학적 박피나 기계적 박피 방식이 아니고, 대신,

약초 본연의 생화학적 특성을 통해 피부의 자연적인 재생능력을 유도한다고 강조한다.

이 시술은 다양한 피부 문제 개선을 목표로 하며, 고객의 피부 상태와 필요에 따라 세 가지 주요 강도로 제공되었다.

- 그린필 클래식(Green Peel Classic)

가장 강한 필링으로, 눈에 띄는 각질탈락을 유발한다. 심한 여드름, 깊은 여드름 흉터, 심한 색소침착, 노화로 인한 깊은 주름, 햇빛 손상 등 심각한 피부 문제에 적합하다.

- 그린필 에너지(Green Peel Energy)

중간 강도의 필링으로, 클래식보다 각질탈락이 적거나 거의 없다. 전반적인 피부 재생, 탄력 증진, 잔주름 개선, 경미한 여드름, 고르지 못한 피부결, 칙칙한 피부 톤 개선 등에 효과적이다. 눈에 띄는 각질탈락은 거의 없으나, 피부가 일시적으로 민감해질 수 있다.

- 그린필 프레쉬업(Green Peel Fresh Up)

가장 약한 강도의 필링으로, 각질탈락이 전혀 없다. 피부 활력 증진, 혈색 개선, 안색 정화, 예방적 안티에이징, 중요한 행사 전 피부 컨디션 개선 등 가벼운 피부 관리에 적합하다.

(3) 알라딘 필링

알라딘 필링은 이스라엘의 글로벌 스킨케어 기업 '크리스티나(Christina)' 사의 '로즈 드 메르(Rose de Mer)' 제품을 기초로 한다. 국내에서는 이 '로즈 드 메르'의 원리를 기반으로 한국인의 피부 특성과 환경에 맞게 성분 배합이나 시술 프로토콜을 보완하고 발전시킨 것이 바로 현재의 알라딘 필링또는 뉴알라딘 필링이다. 주로 실리케이트(이산화규소), 자이언트 켈프 추출물, 사해 소금, 보스웰리아 추출물, 아르니카 추출물 등 천연성분으로 구성되어 있고, 실리케이트 성분의 미세침과 혼합 용액 안에 들어있는 산 성분을 함께 혼합하여 사용하는 방식으로, 각질세포를 탈락시키고 새살이 돋아나게 하는 시술로 2000년대 초반에 병원에서 널리 사용되었다. 미세침이 피부에 침투하여 세포재생, 불필요한 각질 정리, 모공 수축, 여드름 개선 효과를 기대할 수 있으며, 얼굴뿐만 아니라 등, 가슴의 여드름 및 닭살 피부에도 효과적이라고 주장하였다. 시술 간격은 10~14일 정도로 짧은 회복 기간이 장점이지만 산 성분에 의한 피부의 민감성 문제가 대두되었다.

알라딘 필링은 시술 후에 붉을 증과 부기가 동반될 수 있으며, 3~5일 뒤에 각질탈락이 나타나는 것이 일반적이다.

5) 천연 약초필링에 대한 소비자 인식

현대 사회에서는 채식주의자 및 건강에 민감한 소비자의 증가, 비건 제품 소비 급증, 친환경 및 고기능성 식품 소비에 대한 소비자 인식 증가되고 있다. 이는 소비자들이 '천연'이라는 속성에 대해 기꺼이 프리미엄을 지불할 의사가 있음을 시사한다. 시장은 단순히 성장하는 것을 넘어, '천연' 및 '식물 유래' 성분에 대한 가치를 높게 평가하는 방향으로 세분화되고 있으며, 이는 한방(Hanbang)과 같이 순수성, 자연 유래, 전통적 지혜를 강조하는 브랜드들이 미래 성장을 위한 강력한 기반을 갖추고 있음을 의미하기도 한다.

천연 약초필링은 관리 후 피부가 붉어지고 따끔거리는 느낌, 각질이 벗겨지는 현상을 경험하지만, 피부 탄력 개선, 미백(안색 개선), 광채 등 긍정적인 효과에 대한 만족도가 높게 나타난다. 특히 '스킨 브라이트닝(Skin Brightening)'*에 대한 만족도가 매우 높다고 알려지고 있고, 천연성분이라는 점에서 부작용이 거의 없을 것이라는 인식이 확대되고 있으며, 화학적 필링보다 안전하다고 여겨지고 있어 미래 필링 시장의 핵심 역할을 할 것으로 기대되어진다. 그러나 천연 약초필링은 '부드럽고 안전하다'고 마케팅되지만, 실제 소비자 경험에서는 '따끔거림', '화끈거림', '붉어짐', '불편함', 심지어 '아프다'는 반응이 나타나기도 한다. 이는 '천연'이라는 단어가 '아무런 반응 없음'을 의미하는 것이 아님을 보여준다. 오히려 '천연'은 자연 유래 성분을 통해 피부의 자연스러운 재생 메커니즘을 활성화한다는 의미로 이해되어야 하고, 특히 홈케어 사용자들에게 이러한 차이를 명확히 설명하여, 예상되는 반응에 대한 놀라움을 줄이고 올바른 기대를 형성하는 것이 매우 중요하다.

---

* 스킨브라이트닝 : 피부의 칙칙한 톤을 개선하고, 잡티나 색소 침착을 완화하여 전체적으로 균일하고 맑은 피부를 만드는 것. 미백(Whitening)과는 다른 의미를 가진다.

6 스피큘 테라피(원데이필 1Daypeel)

스피큘 테라피는 앞에서 설명한 다양한 필링 방법들의 문제점을 해결하면서, 생리학적 피부 재생을 유도하여, 원하는 필링효과를 낼 수 있는 안전한 필링 방법이다. 특히 천연 약초필링에 사용되는 스피큘보다 길이, 두께, 순도 등을 정교하게 조절하여, 천연 약초필링에서 문제점으로 인식되는 강한 따끔거림, 통증, 부작용 발생 등을 최대한 억제시킨 새로운 천연 약초필링 분야이다. 기존 필링 방식들이 피부 자극을 강하게 일으켜 피부 재생을 유도하는 선 표피 손상, 후 피부 재생 방법이라면, 스피큘 테라피는 선 피부 재생, 후 각질탈락이라는 신개념 피부 재생술 이라 할 수 있다. 스피큘 테라피의 가장 큰 장점은 '표피 손상이 없기 때문에 매우 안전하고 부작용 걱정이 없다' 는 것이다.

7 필링 후 피부 관리의 핵심 원칙

필링 시술 후 피부 관리는 단순히 시술 부위의 불편함을 줄이는 것을 넘어, 시술의 효과를 극대화하고 잠재적인 부작용을 예방하는 데 결정적인 역할을 한다. 필링은 피부에 의도적인 손상을 주어 재생을 유도하는 과정이므로, 시술 직후 피부 장벽은 일시적으로 약화되고 외부 자극에 매우 취약해지기 때문에, 이 시기에 적절한 관리가 이루어지지 않으면 염증 후 과색소침착(PIH)이나 흉터와 같은 심각한 피부 손상으로 이어질 수 있다. 따라서 시술 후 피부 관리는 다음과 같은 핵심 원칙을 기반으로 이루어져야 한다.

- **열감 해소 및 민감 반응 진정**

시술 직후 피부는 붉고 뜨거운 작열감을 느낄 수 있으므로, 원활한 열감 배출과 편안한 진정 관리를 통해 과민 반응을 차단해야 한다.

- **수분 공급 및 지질 보호막 형성**

피부 속 수분 보유량이 충분할수록 피부 재생 및 회복 속도가 빨라지며, 유분이 적고 수분 함량이 높은 보습제를 사용하여 피부 장벽*을 강화하고 수분 유실을 방지해야 한다.

- **자외선 차단**

필링 후 새로운 피부는 자외선에 매우 민감하므로, 색소침착을 차단하고 추가적인 손상으로부터 피부를 보호하기 위해 SPF 30 이상의 물리적 자외선 차단제를 매일 꼼꼼히 사용해야 한다.

- **피부 터치 및 자극 금지**

각질이 탈락되는 과정에서 억지로 떼어내거나 손으로 만지는 행위는 감염이나 흉터를 유발할 수 있으므로 절대 피해야 한다. 또한, 땀을 흘리는 격렬한 운동, 사우나, 찜질방 등 피부에 열감을 가하는 활동은 염

---

* 피부 장벽 : 피부의 가장 바깥층인 각질층에 형성되어 우리몸을 보호하는 역할을 하는 방어막

중 발생률을 높일 수 있으므로 삼가는 것이 좋다. 이러한 철저한 사후 관리는 피부의 빠른 회복을 돕고, 필링 시술의 긍정적인 결과를 장기적으로 유지하는 데 필수적이다.

4

스피큘 테라피의 원리와 효과:
피부 속을 깨우는 미세한 기적

해면(Sponge)은 약 6억 년 전부터 지구상에 존재해 온 가장 오래된 동물 그룹 중 하나로, 진정한 조직이나 기관이 없는 원시적인 형태를 지니고 있음에도 불구하고 동물로써 필요한 기본적인 생리 기능을 갖추고 있다. 이들은 근육, 신경계, 소화계, 배설계의 분화가 없는 하등동물로 분류되지만, 그 독특한 생물학적 특성과 생태학적 중요성으로 인해 해양 생태계의 핵심 구성원으로서 다면적인 역할을 수행한다. 해면은 몸 전체에 퍼져 있는 수많은 구멍을 통해 물을 여과하며 먹이를 섭취하고 산소를 얻는 '자연의 정수기'로 불리며, 이산화탄소 흡수, 규소 순환*, 수질 정화, 생물 다양성 기여 등 해양 환경 유지에 필수적인 기능을 제공한다.

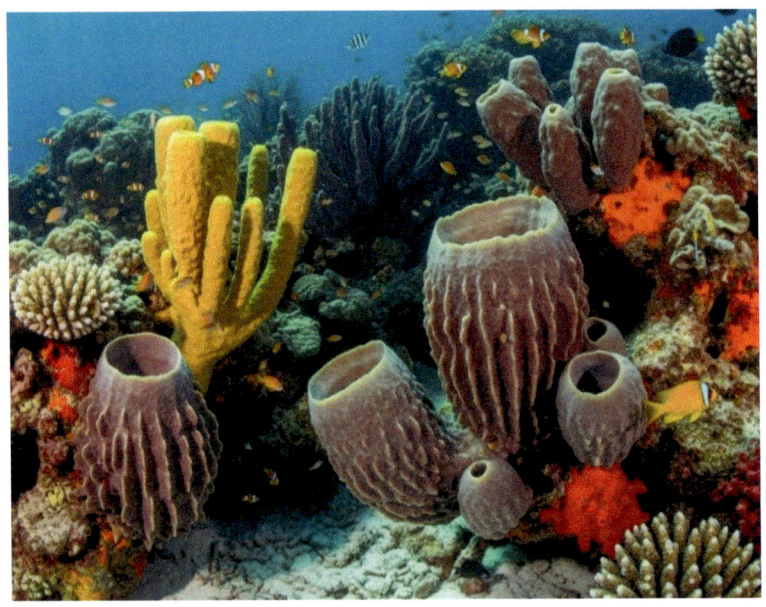

* 규소순환(Silioon Cycle) : 규소가 지구의 지각 해양, 생물권을 순환하는 복잡한 과정. 규소는 산소다음으로 지구 지각에 두번째로 풍부한 원소이다.

전통적으로 해면은 목욕용 수세미, 청소용품 등 생활용품으로 활용되어 왔으나, 최근에는 그 생체 물질 및 구조적 특성에 관한 연구가 활발히 진행되면서 미세침 필링, 의료용 생체 재료, 산업용 필터 등 첨단 분야에서의 잠재력이 재조명되고 있다. 특히, 해면에서 추출되는 미세한 침 형태의 골편인 '스피큘(Spicule)'은 피부 미용 분야에서 혁신적인 필링 소재로 각광받고 있다.

1 해면의 분류 및 구조적 특징

1) 동물계내 해면의 위치 및 원시적 특성

해면은 진정한 의미의 조직이나 기관이 없어 감각, 신경, 운동 능력이 없는 하등동물로 분류된다. 다른 후생동물과 비교했을 때 매우 원시적인 형태를 띠고 있으며, 약 1,000종 이상이 알려져 있다. 이러한 해면의 원시적이고 분화되지 않은 구조는 그들의 놀라운 재생능력의 근간이 된다. 복잡한 조직이나 기관의 고정된 연결 없이 세포 단위의 유동성과 전능성이 유지되기 때문에, 해면은 손상 시 전체 시스템을 재구축하는 것이 가능하다. 이는 생명체의 진화 초기 단계에서 나타나는 생존 전략의 한 형태로, 현대 생명공학에서 재생의학 연구에 중요한 영감을 제공한다. 즉, 해면 세포들은 고정된 위치에 있지 않고 유동적이며, 필요에 따라 다른 종류의 세포로 변형될 수 있다. 심지어 해면을 체로 걸러 세포들을 분리해도, 이 세포들은 다시 모여 원래의 해면 형태로 재조합될 수 있음이 관찰되었다. 이러한 세포 수준에서의 유연성과 전능 성은 손상된 인체 조직을 재생하거나 대체하는 조직 공학 및 재생의학 연구에 중요한 모델이 될 수 있다. 해면의 'Archaeocyte'와 같은 전능성 세포는 이동성이 높은 미분화 줄기세포로, 특정 장소에서 특정 세포종으로의 분화 유도를 받는 것으로 생각된다. 이는 해면이 단순한 하등동물이 아닌, 복잡한 생명 현상의 근본 원리를 탐구하고 미래 기술을 개발하는 데 핵심적인 연구 대상임을 시사한다.

2) 수관계 구조 유형 및 기능

해면의 몸에는 물이 들어오는 작은 구멍인 '소공'과 물을 배출하는 큰 구멍인 '대공'이 나 있다. 해면의 '금세포(Choanocytes)'는 편모를 움직여 물을 관 내부로 들여오는 수류를 일으키며, 이 물속의 먹이를 여과하고 식세포 작용을 통해 섭취한다. 이러한 물의 흐름을 조절하는 수관계 구조는 해면의 크기와 복잡성에 따라 아스콘형(Asconoid), 시콘형(Syconoid), 류콘형(Leuconoid)의 세 가지 유형으로 진화되었다.

- 아스콘형 : 세 가지 유형 중 가장 간단하고 작은 관 모양을 가진다. 물은 표면의 작은 구멍(소공)을 통해 안쪽의 금세포가 있는 위강(Spongocoel)이라는 공간으로 들어온다. 금세포의 편모는 물을 내부로 끌어당기고, 하나의 큰 구멍(대공)으로 내보낸다. 아스콘형 해면은 모두 석회해면강에 속한다.

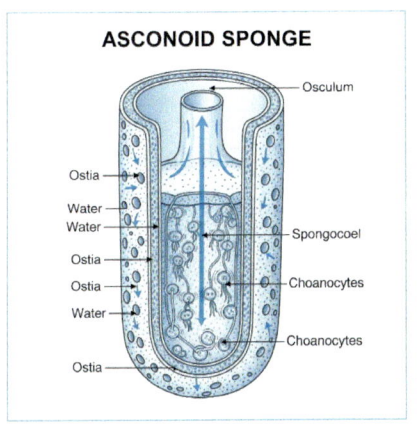

- **시콘형** : 아스콘형에서 분화된 것으로, 더 대형화된 형태이다. 단순한 아스콘형과 달리 금세포층이 안팎으로 접혀 형성된 방사관 내부에 금세포가 늘어서 있다. 소공을 통해 들어온 물이 입수관으로 갔다가, 전문이라는 측면의 소공을 통해 외부로 배출된다. 시콘형의 위강 내부에는 아스콘형의 금세포가 아닌 상피세포가 들어있다. 시콘형 또한 석회해면강에 속한다.

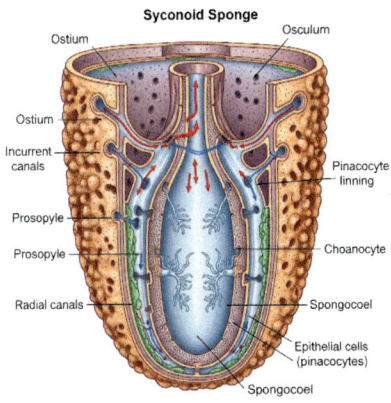

● 류콘형 : 세 가지 유형 중 가장 복잡하고 크기가 크다. 대부분의 류콘형 해면은 다수의 대공을 가진 커다란 덩어리를 형성한다. 류콘형의 수많은 편모 실은 입수관에서 흘러들어온 물로 가득 차게 되는데, 이 물은 출수관을 거쳐 대공을 통해 배출된다. 시콘 및 아스콘형과 달리 위강은 없다. 대부분의 해면이 류콘형의 모습을 가지고 있으며, 석회해면강 외 다른 강에도 속한다.

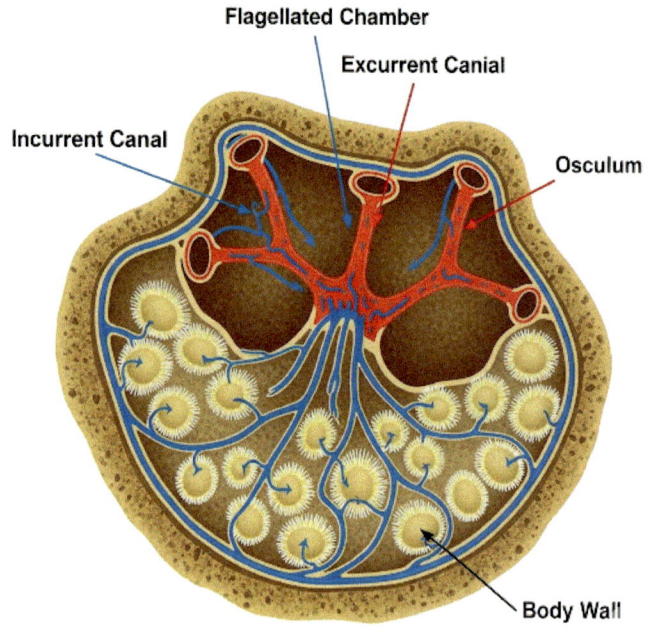

해면의 수관계 구조가 복잡해지는 것은 단순히 크기 증가를 넘어, 여과 효율의 극대화와 생존 전략의 진화를 의미한다. 류콘형과 같이 복잡한 구조는 더 많은 금세포를 수용하여 단위 부피당 더 많은 물을 여과할 수 있게 하며, 이는 먹이 획득 효율을 높이고 더 큰 크기로 성장할

수 있는 에너지 기반을 제공한다. 이러한 구조적 진화는 해면이 다양한 해양 환경에서 성공적으로 번성할 수 있었던 핵심 요인 중 하나이다.

3) 골편의 화학적 구성 및 형태

해면은 대부분 '골편(Spicule)'이라고 불리는 작은 조각들로 이루어져 있지만, 해면질의 섬유를 잘 발달시켜서 골편을 가지지 않는 종류도 있다. 골편은 침 모양으로, 주성분은 탄산칼슘(Calcium carbonate)과 규산 (Silica)이다. 해면은 골편의 특징에 따라 석회해면강(Calcarea), 육방해면강 (Hexactinellida), 보통해면강(Demospongiae)의 3강으로 나뉜다.

- 석회해면류 : 석회성 골편을 가지며 얕은 바다에 서식한다. 전 세계에 약 500종 이상이 발견되었으며, 싸리버섯 해면, 우테나팔해면, 흰나팔해면, 오목해면 등이 여기에 속한다.

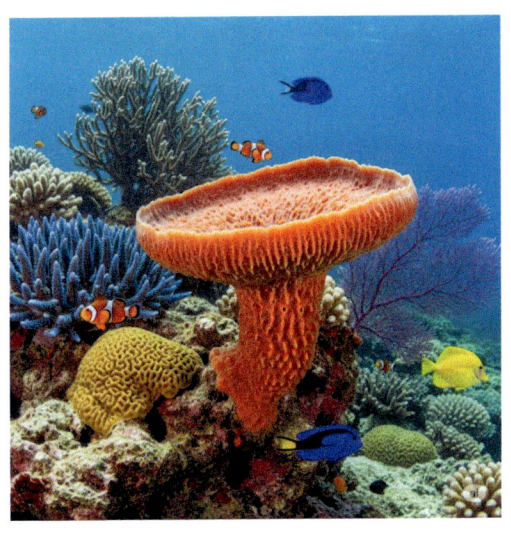

- **육방해면류** : 골편은 규질(규산질)이며 3축이 기본형이나, 1축에서 6축에 이르기까지 여러 종류가 있다. 모두 깊은 바다에 살고 있으며, 바다수세미, 상모끝 등이 이에 속한다.

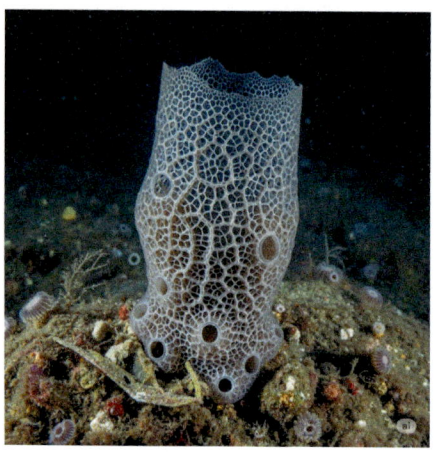

- **보통 해면류** : 규질의 골편을 가지고 있으나 없는 종류도 있으며, 대부분 얕은 바다나 호수에서 산다. 해면동물 중 가장 많은 종을 포함하고 있으며, 목욕해면, 보라해면, 민물해면 등이 여기에 속한다.

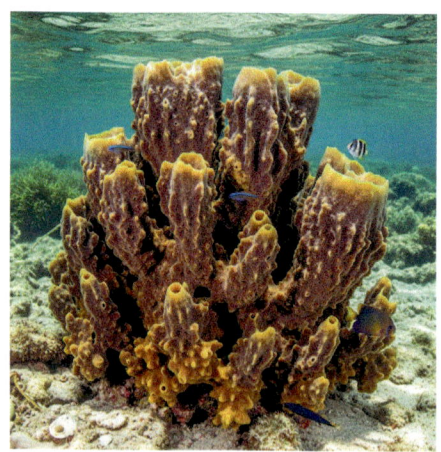

골편의 화학적 구성(탄산칼슘 대 규산)과 서식 환경(얕은 바다 대 깊은 바다) 간의 명확한 연관성은 해면의 생존 전략과 환경 적응력을 보여준다. 깊은 바다에서는 수심이 깊어질수록 탄산칼슘의 용해도가 증가하는 경향이 있어, 규산질 골편이 더 유리하다. 이는 해면이 서식 환경의 화학적 조건에 따라 골격 물질을 선택적으로 진화시켜 왔음을 시사하며, 생체광물화(biomineralization) 과정의 환경적 영향을 이해하는 데 중요한 단서를 제공한다.

2 스피큘(Spicule)의 정체

피부관리 및 의학적 용도로 사용될 때 골편(Sponge)은 스피큘(Spicule)이라는 이름으로도 불린다.

골편(骨片, spicule)은 해면동물 등의 몸속에 있는 작은 뼛조각이다. 침골이라고도 한다. 하등한 무척추동물의 몸속에 탄산칼슘이나 규산이 분비되어 만들어졌으며 현미경으로 보아야 할 정도로 아주 미세하다. 극피동물의 해삼류에도 골편이 있는데 특이한 것은 같은 무리에 속하는 종류라도 그 모양이 다르다. 해면동물의 골편은 침 모양으로 탄산칼슘과 규산이 주성분으로 한다, 아주 작고 자포동물 산호충류는 매우 작다. 원생동물 방산충류의 골편은 막대 또는 가시 모양이다.

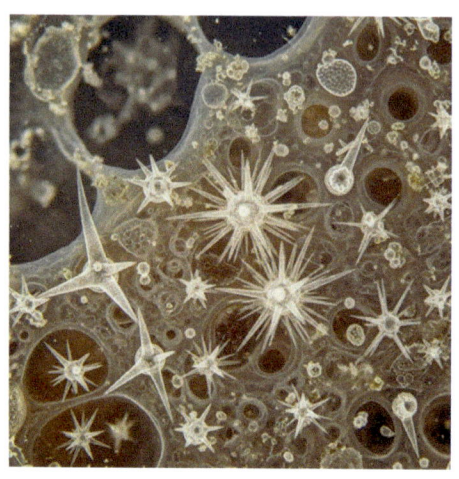

　스피큘은 해면동물에서 추출한 천연 미세침 형상의 규산 물질로, 피부에 물리적인 자극을 주어 각질 제거와 피부 재생을 촉진시키는 천연 필링의 핵심 소재이다. 핵심 역할은 미세한 바늘 모양의 스피큘이 피부에 닿으면 미세한 상처를 만들어 피부 재생을 유도하고, 각질형성 세포의 활성화를 통해 묵은 각질 제거를 유도한다.

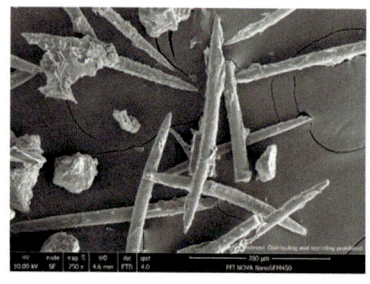

천연 스피큘

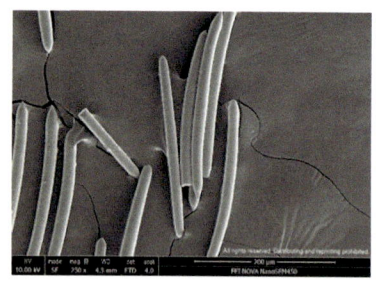

정제된 스피큘

스피큘은 크기와 사용량에 따라 화장품 원료로 사용되고, 병원이나 피부관리실에서는 천연 약초필링이란 이름으로 스피큘 필링에 널리 사용되고 있고, 피부 결 개선, 모공 축소, 탄력 증진 등의 효과를 기대할 수 있다. 천연성분이라도 침의 형태로 사용되기 때문에 피부에 닿았을 때 따끔거림을 유발할 수 있고, 일부 사람에게는 알레르기를 일으킬 수도 있다.

5

스피큘 테라피
(1Daypeel Skin Care)

1 스피큘 테라피의 원리

스피큘 테라피로 사용한 1Daypeel에는 해면에서 추출한 칼슘과 바이오-실리카로 이루어진 수많은 스피큘(Micro-needle)이 함유되어 있다. 1Daypeel 속의 스피큘은 피부 속으로 용이하게 침투되도록 양쪽 끝이 뾰족한 침의 형태로 설계되어 있어, 간단한 마사지 방법으로도 표피와 모공 속으로 쉽게 침투시킬 수 있다.

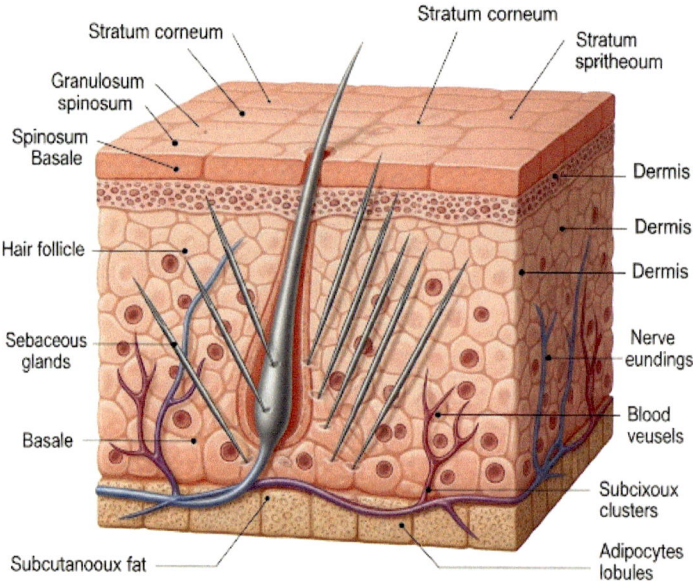

피부 속으로 침투된 needle은 약 24~36시간 동안 피부 속을 자극을 하면서 미세한 염증을 유발시키는데, 신체는 미세한 염증에 대응하기 위해 needle이 박혀있는 부위에 혈류량을 늘려주게 된다. 혈류량이 늘어나면서 피부 재생을 유발하는 각질 분해효소들의 증식이 급격히 늘어나고, 이는 결국 피부세포가 증식되어 표피로 올라와 각질로 떨어져 나가는 28일의 Turn-Over 주기를 3일로 줄어들게 되면서 각질이 떨어져 나가는 것을 눈으로 볼 수 있게 되는 것이다.

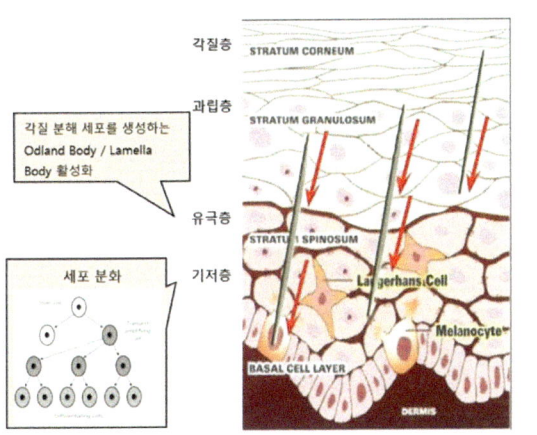 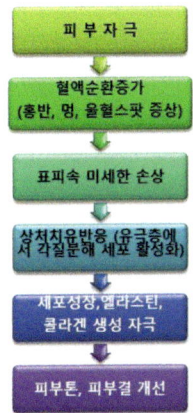

좀 더 쉽게 설명하면 피부에 인위적으로 상처를 가하면 인체는 그 부위를 치료하기 위해 상처 난 부위 주변으로 혈액이 몰리게 되고 열이 나는 것을 알 수 있다. 이렇게 상처 난 부위는 몇 일의 시간이 지나면 딱지가 앉게 되고 딱지를 떼어내 보면 새로운 피부가 재생되어 있는 것을 알 수 있다. 이와 같이 스피큘 테라피는 Micro-needle 형태의 스피큘이 얼굴 전체적으로 골고루 침투되면 혈류량이 증가되고, 이는 피부 재생에 필요한 영양 성분들이 많아지면서 자연스럽게 피부 재생을 위한 각질 분해효소들의 활동량이 많아지면서 피부 재생 속도가 빨라지게 된다. 이를 생리학적 피부 재생이라 하는데, 스피큘 테라피는 인위적으로 피부에 상처를 주는 대신 미세한 염증 반응을 일으켜서 인체가 피부 재생을 자연스럽게 유도할 수 있도록 매개체 역할을 해주게 된다. 이처럼 피부 표피에 상처를 주지 않고 피부 재생을 유도하기 때문에 매우 안전하고 부작용 걱정 없이 새로운 피부를 만들어 주는 시스템이 스피큘 테라피인 것이다. 표피 손상 없이 피부를 재생하기 때문에 선 피부 재생, 후 각질탈락 시스템 이란 용어가 나오게 되었다.

2 스피큘 테라피 관리 후 피부 변화

스피큘 테라피를 얼굴에 도포하면 수많은 스피큘이 피부 속으로 침투되게 된다. 이때 일부 스피큘은 피부 표면에 박혀 있고, 대부분은 모공을 통해서 피부 속으로 들어가게 된다. 스피큘이 피부에 들어가면서 미세한 염증 반응에 따른 혈류량의 증가와 함께, 시간에 따라 다양한 발현 현상이 나타나게 된다.

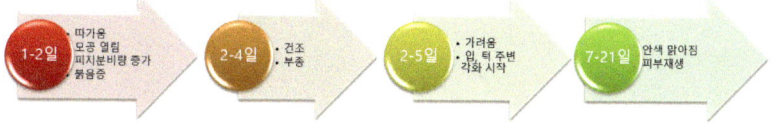

1) 따끔거림

스피큘 테라피로 피부를 관리하게 되면 첫 번째 나오는 증상이 따끔거림이다. 얼굴에 손을 대면 따끔거림을 느끼게 된다. 스피큘의 사용량이 많을수록 따끔거림의 통증은 커지지만, 사람마다 피부의 형태에 따라 느끼는 강도는 달라진다. 이러한 따끔거림의 원인은 피부에 박혀있는 미세침 형태의 스피큘이 100% 피부 속으로 들어간 것이 아니고 일부는 스피큘의 일부만 피부 속으로 박혀있고, 나머지는 피부 표면 위에 나와 있기 때문에 물리적으로 이를 건드리면 따끔거림 증상을 느끼게 된다. 이러한 따끔거림. 증상은 6시간 정도는 느낌의 강도가 세지만 그 이후부터는 빠르게 사라지고, 24시간 이후에는 거의 느끼지 않는다. 이는 피부와 박혀있던 스피큘이 신체의 반응과 물리적 접촉 등에 의해서 떨어져 나가기 때문이다.

2) 붉음증 (홍조 현상)

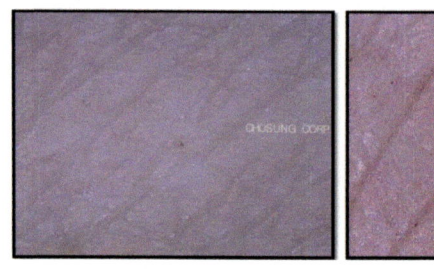 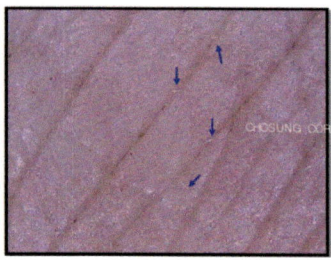

시술 전 피부 　　　　　　시술 직후 피부

위 사진에서 보듯이 스피큘 테라피 관리 후 나타나는 증상은 피부에 홍조 현상이 나타난다. 사람마다 붉을 증의 정도의 차이는 있지만 홍조 현상은 필수적으로 따라온다. 이는 스피큘이 피부로 들어가서 미세한 염증 반응이 일어나기 때문에 신체는 이를 치료하기 위해 스피큘이 박혀있는 부위로 혈류량을 과하게 보내게 된다. 이러한 홍조 현상은 따끔거림 증상과 함께 하루가 지나면 대부분 사라지지만, 몇일 간 유지되기도 한다.

3) 모공 확대와 피지 분비량 증가

스피큘이 피부에 박히는 순간 혈류량 증가와 함께 미세한 염증 반응이 생기면서 필연적으로 따라오는 증상은 열감이다. 즉 염증 반응에 따라 그 부위 중심으로 손으로 느낄 수 있을 정도의 열감이 생기면서, 신체는 열감을 낮추기 위해 자연스럽게 모공이 확대되는 반응이 일어난다. 앞에서 확인했듯이 모공은 체온 조절을 하면서 모공 안에 있는 피지선에서 피지를 분비하는 역할을 하고 있지만, 많은 경우 피지와 각질, 외부 환경에 따라 모공이 막혀 있는 경우가 많다.

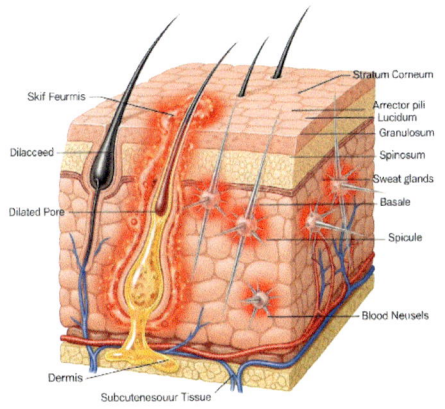

 스피큘에 의한 열 발생으로 체온 조절을 위해 막혀있던 모공이 확대되고, 부수적으로 모공 속의 피지 분비 통로가 열리면서 피부 분비량이 과다할 정도로 늘어나게 된다. 이러한 모공 확대와 피지 분비량 증가는 1Daypeel 관리 후 3-4시간에 가장 많이 분비되고 그 이후부터 서서히 모공이 축소되고 피지 분비량은 정상화되는 것을 알 수 있다.

4) 붓기 현상(부종)

 스피큘 테라피 관리 후 나타나는 증상 중 하나는 부종 현상이다. 붓기의 정도는 매우 미세해서 대부분 사람은 느끼지 못할 정도이지만, 사람마다 차이가 있을 수 있고, 특히 신장이 안 좋은 사람의 경우에 붓기의 정도가 거울을 보면 알 수 있을 정도로 일어나기도 한다. 대부분의 부종은 하루가 지나고 스피큘이 떨어져 나가면서 증상이 없어지지만,

몇일간 유지되는 예도 있다.

5) 건조함과 가려움증

스피큘 테라피 관리 이후 24시간 이후부터 건조함과 함께 가려움증 현상을 느낄 수 있다. 스피큘 테라피는 필링의 일종으로 묶은 각질을 제거하고 새로운 각질을 형성시켜주는 각질화 형성 과정(Turn over)을 거치게 된다. 턴오버 주기가 통상적으로 28일 주기로 일어나지만, 스피큘 테라피로 미세 염증 반응을 유도하면 통상적으로 2-5일 안에 각질탈락이 이루어진다. 이러한 각질형성은 각질형성 세포의 활성이 크게 증대되기 때문이고, 이러한 각질형성세포의 증가로 인해 스피큘에 의한 자극이 일어난 부위에서 수분 요구량이 많아지게 되고, 건조함을 느끼게 된다. 이처럼 각질의 탈락이 크게 일어나면서 건조함과 동시에 가려움증도 반드시 유발하게 된다. 이러한 건조함과 가려움증 증상은 턴오버 주기가 정상으로 돌아가면서 자연스럽게 없어지게 된다.

이러한 건조함과 가려움증 느낌을 완화시키기 위해서, 수분크림이나 스킨토너, 미스트 등으로 수분 관리를 해주고 수분 섭취량을 평소보다 3배 이상 늘려주면 증상 완화에 도움이 된다.

6) 각질탈락

스피큘 테라피는 피부에 미세한 자극을 주어 자연스러운 각질탈락을 유도하는 시술인데, 아래 표를 통해 각 개인의 특성에 따른 예상 각질탈락 기간을 짐작할 수 있다.

- **성별에 따른 탈락 시기**
  - 남성은 일반적으로 여성보다 피지 분비량이 많아 지성 피부를 가진 경향이 있다. 지성 피부는 각질탈락 주기가 상대적으로 짧아 3일 이내에 각질이 탈락될 가능성이 높다. 표에서 보듯이 젊은 남성의 경우 각질탈락이 빠르게 나타날 수 있음을 시사한다.
  - 여성은 남성보다 피부 타입이 다양하게 나타난다. 60대 이후 여성이면서 민감성 피부라면, 각질탈락은 5~6일 후로 비교적 길게 나타날 수 있음을 보여준다.

- **연령 별 각질 탈락 시기**
  - 10~20대는 피부 재생이 활발하고 피지 분비가 왕성하여 지성 또는 일반 피부를 가지는 경우가 많다. 따라서 각질탈락 기간은 3일 이내 또는 길면 3~4일 정도로 예상될 수 있다.
  - 30~40대는 피부 상태가 안정적인 일반 피부 타입이 많아 각질탈락이 일어나는 시간이 대부분 3~4일 정도가 될 수 있다.
  - 50대는 피부의 유분과 수분이 점차 감소하면서 건성 피부로 변하는 경향이 있어 각질탈락 시기가 4~5일로 늘어날 수 있다.
  - 60대 이후는 피부가 더욱 건조해지며 턴오버 주기가 길어지면서 노화 피부이기 때문에 각질탈락에 필요한 시간이 5~6일 정도로 가장 길어질 수 있다.

- **피부 타입 별 각질 탈락 시기**
  - 지성 피부는 피지 분비량이 많아 각질이 비교적 쉽게 탈락된다. 대

부분 스피큘 테라피 후 3일 이내에 각질탈락이 나타날 수 있다.
- 일반 피부는 피부의 유수분 밸런스가 비교적 잘 맞춰져 있어 각질탈락 기간은 3~4일 정도로 예상된다.
- 건성 피부는 피부가 건조하여 각질이 쉽게 떨어져 나가지 않아 각질탈락이 4~5일 후로 비교적 길어질 수 있다.
- 민감성 피부는 피부 장벽이 약하고 자극에 민감하게 반응하므로 각질탈락 과정이 더 천천히 진행되어 5~6일 정도 소요될 수 있고, 때로는 각질탈락량이 매우 적어서 확인이 안 되는 경우도 있다.

따라서 스피큘 테라피를 고려하고 있다면, 자신의 성별, 나이, 피부 타입을 고려하여 예상되는 각질탈락 기간을 이해하는 것이 중요하며, 실제 각질탈락 과정은 개인차가 있을 수 있다는 점을 염두에 두어야 한다.

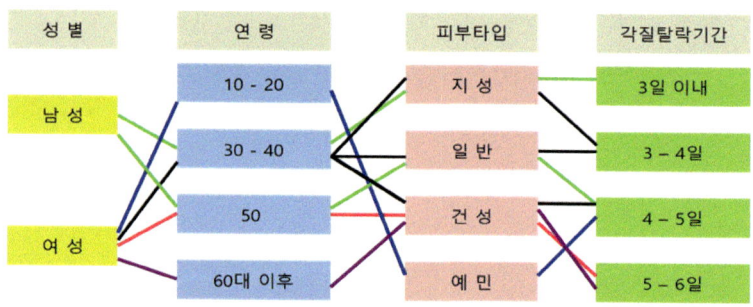

통상적으로 각질탈락은 입 주변과 이마부터 일어나는 것이 일반적이다. 이는 움직임이 많은 부위이기 때문이고, 일반적으로 탈락이 시작되면 24시간 안에 관리 부위 전체로 확대가 된다. 각질이 일어나면 강제로 제거하지 않고 자연스럽게 떨어지도록 놓아두는 것이 좋고 강제로 제거를 하게 되면 미세한 통증과 가려움증을 느낄 수 있다. 일정량이 일어났다고 판단되면 반식욕이나 습식 사우나를 이용하면 쉽게 제거할 수 있다.

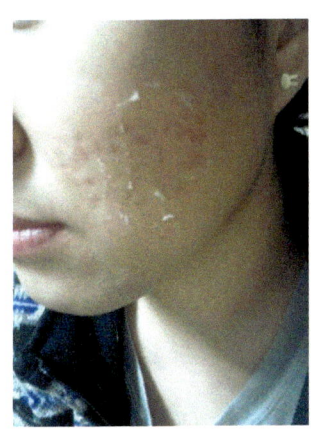
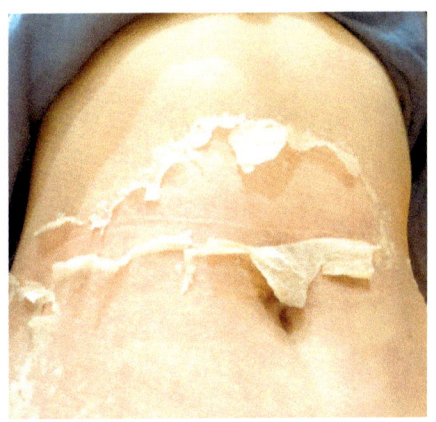

신진대사가 늦거나 노화가 많이 진행된 피부의 경우, 각질의 두께가 매우 두꺼운 경우 각질이 일어나지 않는 경우도 있지만 피부 재생 시스템은 동일하게 진행되어 효과에 큰 차이는 없다. 이러한 피부의 경우 두 번째 1Daypeel 관리시에는 각질이 일어나는 것이 관찰되는 경우가 많다. 이는 피부의 신진대사가 정상적으로 돌아왔음을 의미하기도 한다. 또한 1Daypeel 관리 시 너무 약하게 관리해주거나 스피큘의 사용량이

적을 경우 각질탈락이 미세하거나 안보일 수 있지만 여러 번 관리를 해주면 동일한 효과를 볼 수 있다.

증상	시간	이유
따끔거림	즉시	피부에 박혀 있는 미세침을 건드리면 느낌
붉음증(홍조)	1hr	미세염증 반응에 따른 혈류량 증가
모공열림/피지량증가	4hr	열을 식히기 위한 모공 열림에 의한 부가증상
부종(가끔)	6hr	염증 반응에 대한 민감한 반응
건조함	1–2day	각질형성 세포 증식에 따른 수분 감소
가려움	2–3day	수분부족과 각질탈락 전조 증상
각질탈락	2–3day	많이 움직이는 부위부터 각질 탈락
브라이트닝 효과	7day	각질 탈락 후 안색이 맑고 환해 보임

〈1Daypeel 관리 후 발현현상〉

3 피부 타입별 스피큘 테라피 관리 주기

● 건성 피부(수분 부족형)

자극 강도가 낮고 스피큘의 농도가 낮은 제품을 사용하고 보습 관리에 중점을 둔다. 스피큘 테라피 전후 수분 앰플, 재생 크림을 사용하고, 각질이 일어나면 각질을 억지로 떼지 않으며 수분 진정 마스크 위주로 팩을 선택한다.

● 지성 피부(피지 과다형)

필요시 압출 후 스피큘 테라피를 병행하며 재생보다는 피지 정리 중심 관리에 집중한다. 모공 정리 앰플이나 피지 조절 관리와 병행하는 것이 좋다.

● 복합성 피부(Combination Skin)

T존은 지성, U존은 건성인 경우로, 부위별로 스피큘 임플란팅 강도를 조절한다. 진정과 피지 조절 제품을 동시에 사용하는 멀티 케어가 필요하며, 각질탈락 후 보습 강화와 피지 컨트롤을 병행한다.

4 스피큘 테라피의 효능 효과

스피큘 테라피의 효능 효과는 다양한 분야에서 확인이 되고 있다. 모공이 막히거나 넓어진 피부, 여드름이 많거나 흉터가 있는 피부, 피지와 각질이 쌓인 칙칙한 피부, 탄력이 없는 피부, 모세혈관 확장 피부, 노화된 피부, 예민해진 피부, 튼살 및 닭살 피부 등에 1Daypeel으로 관리하면 기대 이상의 만족을 얻을 수 있다.

구분	효능 및 효과
각질	묵은 각질을 제거하고, 피부 결을 매끄럽고 부드럽게 만들어 줌.
탄력 및 리프팅	피부 탄력이 살아나고, 리프팅 효과로 얼굴 윤곽을 정리해 준다.
안색	안색을 맑고 투명하게 개선해 준다.
피지	피지선에서 피지 분비량을 정상적으로 조절해 준다.
주름	피부의 주름을 개선해 준다.
보습	피부의 보습 유지력을 증대시켜 준다.
여드름	여드름이 있는 피부에 적용 시 만족도가 높다.

1) 피부 톤 개선 및 브라이트닝

스피큘 테라피 관리 후 턴오버 주기에 따른 묵은 각질탈락, 모공 축소에 따른 리프팅 효과, 피지량 증대에 따른 보습 효과 등의 증상이 따라오면서 피부는 매우 밝게 변한다. 턴오버 주기가 다시 정상으로 돌아오는 데 걸리는 시간은 약 2주 정도로 예상된다. 이는 다량의 각질탈락이 일어난 이후에도 길게는 1주일 이상 미세하게 떨어지는 것을 볼 수 있고, 10일 정도가 지나면 피부는 매우 환하고 깨끗해 보이고 생기가 돌게 된다.

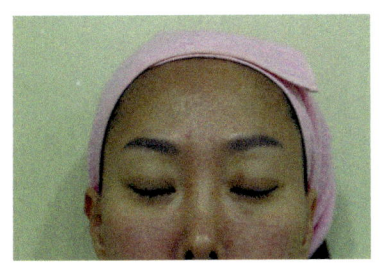 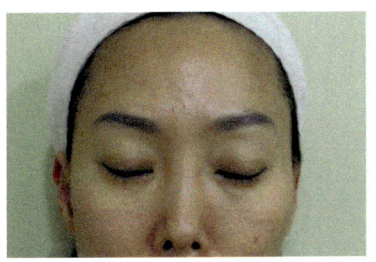

2) 주름 및 색소 개선

주름은 주로 노화나 광에 의한 손상으로 인해 진피 내 콜라겐과 엘라스틴이 감소하고 변성되면서 피부의 구조적 지지력과 탄력이 떨어져 발생한다. 스피큘 테라피로 관리를 받게 되면 모공의 크기가 줄어들면서 리프팅 효과와 함께 피부의 주름 개선을 기대할 수 있다.

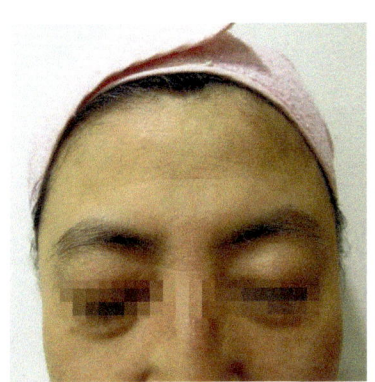 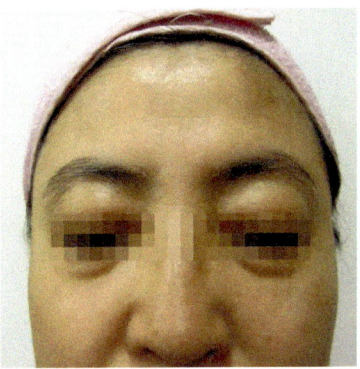

다음 사진은 팔 안쪽에 생긴 색소침착 부위에 원데이필로 스피큘 테라피를 1회 실시한 결과, 3일 후에 색소 부위가 옅어지기 시작하고, 3주 후에 색소 부위가 확연히 개선되는 것을 확인할 수 있다.

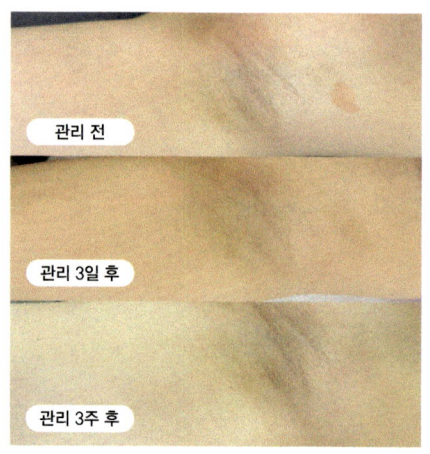

3) 튼살

튼살은 피부가 빠르게 늘어나면서 진피층의 콜라겐과 엘라스틴 섬유가 손상되고 위축되어 발생하는 선상의 병변이다. 초기에는 붉은색을 띠다가 시간이 지나면서 흰색으로 변한다. 튼살 부위에 스피큘 테라피를 지속적으로 관리하게 되면 피부의 탄력이 개선되면서 튼살의 개선 효과를 함께 기대할 수 있다.

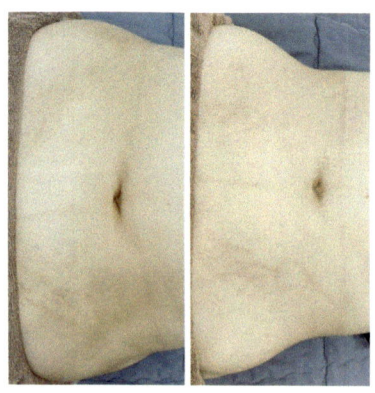 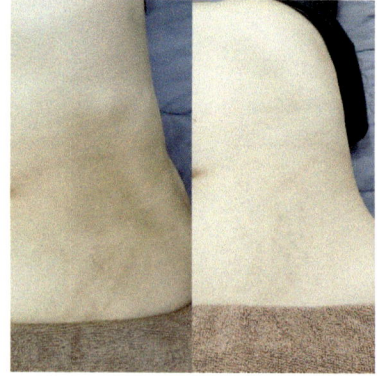

4) 모공 축소 / 잡티 완화 / 트러블 개선

- 모공 축소, 잡티 개선, 턱라인 이중턱 개선

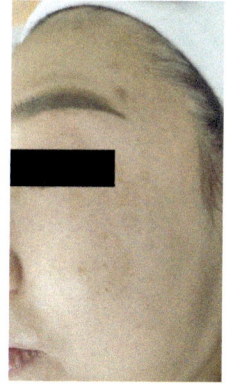
관리 전

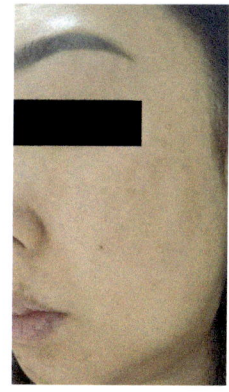
1회 관리 후(1주)

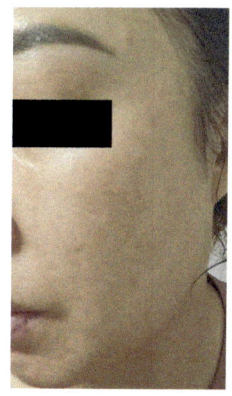
2회 관리 후(2주)

- 잡티 완화 및 피부결 개선

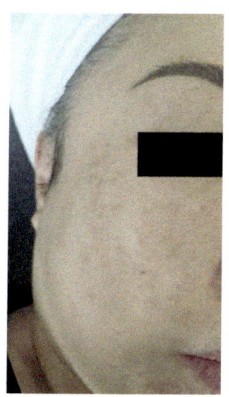
관리 전

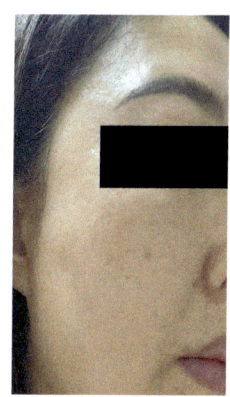
1회 관리 후(1주)

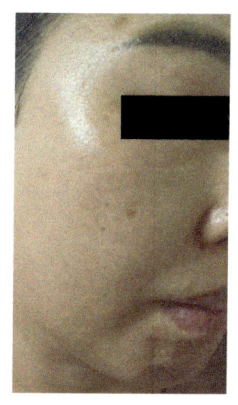
2회 관리 후(2주)

● 턱 흉터 및 트러블 개선으로 피지 조절에 도움

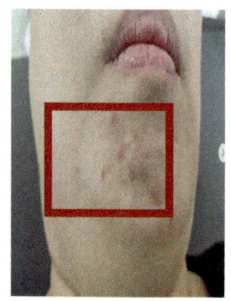
관리 전

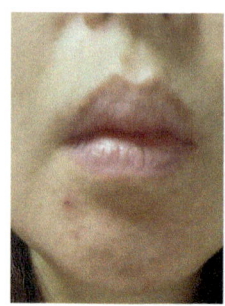
1회 관리 후(1주)

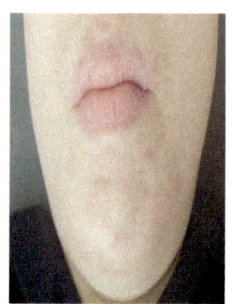
2회 관리 후(2주)

5) 여드름

여드름 관련 내용은 Chapter 6에서 상세히 다루고자 한다.

5. 스피큘 테라피 관리 순서(얼굴) : 1Daypeel 사용 기준

  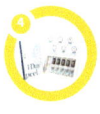  

① 고객상담 & 피부진단 ② 클렌징 ③ 스티머 & 각질연화 ④ 원데이필도포 ⑤ 진정마스크 ⑥ 마무리

- 1단계 : 고객상담 & 피부진단
    - 문진표 작성 : 고객의 건강 상태, 피부 민감도, 복용 약물, 약초 알레르기 등을 작성한다.
    - 피부타입을 확인한다. (건성 / 지성 / 복합성 / 민감성/ 염증성 / 화농성/ 색소침착 등)
    - 시술 적합도 판단 : 피부 장벽 손상이 심한 경우, 급성 염증 기인 경우에는 시술 연기를 권장한다.

- 2단계 : 클렌징
    - 얼굴 전체를 올페이즈 딥클렌저B5를 사용하여 피부 결에 따라 부드럽게 마사지하듯 노폐물을 제거한다.
    - 올페이즈 씨위드스킨을 사용하여 피부 결을 정리해 준다.

- 3단계 : 스티머 & 각질연화
    - 따뜻한 스티머 또는 온수포를 이용하여 5~10분 정도 얼굴에 적용하면 각질과 피지를 연화시고 모공을 열어 스피큘 테라피의 효과를 극대화 시킬 수 있다.

- 4단계 : 스피큘 테라피 도포
  - Implanting Techniques을 이용하여 스피큘을 얼굴 전체 모공에 넣어준다.

- 5단계 : 진정 마스크
  - 올페이즈 딥 모이스처 앰플 마스크를 얼굴 전체에 올려주어 피부 진정, 열감 및 붉은 증을 완화시킨다.
  - 20분 후 앰플 마스크를 제거해 준다.
  - 제거 시 사용했던 앰플 마스크를 이용하여 잔여물을 닦아준다.

- 6단계 : 마무리
  - 올페이즈 씨위드스킨, 로즈 캘러스앰플, 펩타이드 워터풀크림을 순서대로 흡수시켜준 뒤 카밍 언더커버 크림을 발라 자연스런 피부톤으로 연출시킨다.

y
6

스피큘 테라피와 여드름 관리

여드름은 털을 생성하는 모낭에 부착된 피지선에서 과도한 피지 분비가 발생하고, 이 피지가 원활하게 배출되지 못해 모공이 막히면서 발생하는 만성 염증성 피부 질환이다. 주로 얼굴에 나타나지만, 목, 등, 가슴 등 피지선이 발달한 신체 부위라면 어디든지 발생할 수 있다.

여드름은 단순한 피부 트러블을 넘어선다. 적절히 관리되지 않고 방치될 경우, 증상이 점차 심해져 영구적인 흉터를 남길 수 있으며, 이는 환자의 삶의 질에 상당한 부정적인 영향을 미칠 수 있다. 따라서 여드름의 발생 원인, 다양한 유형, 그리고 효과적인 치료 및 예방 방법에 대한 심층적인 이해는 건강한 피부를 유지하고 삶의 질을 향상시키는 데 필수적이다.

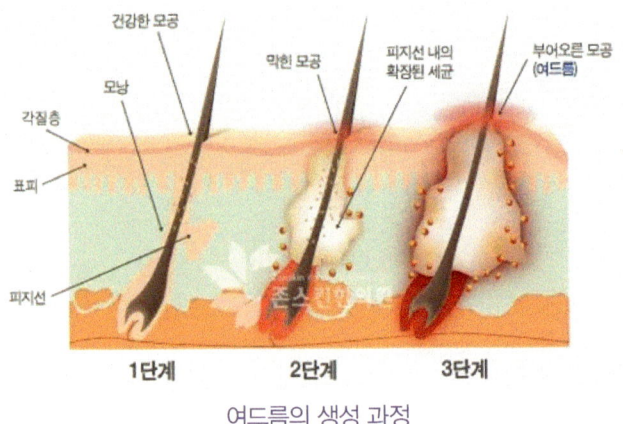

여드름의 생성 과정

1 여드름균의 특징

여드름 발생에 핵심적인 역할을 하는 세균은 Cutibacterium acnes (여드름균)이다. 여드름균은 피지선이 풍부한 피부 부위에서 주로 발견되는 정상 피부 미생물 총의 구성원이며, 오랫동안 건강한 피부를 유지하는 데 기여하는 공생 세균으로 간주되어 왔다

여드름균은 그람 양성 간균이다. 이 균은 주로 혐기성 환경을 선호하지만, '산소 내성 혐기성(aerotolerant anaerobic)' 특성을 지녀 대기 중 산소에 몇 시간 동안 노출되어도 생존할 수 있다.

여드름균의 최적 성장 온도는 30~37°C이며, 모낭의 지질이 풍부한 미세환경에서 잘 자란다.

여드름균은 모낭과 모공 깊숙한 곳에 주로 서식하며, 피지, 세포 잔해, 대사 부산물을 에너지원으로 활용한다. 이 균은 산소 독성을 해독할 수 있는 효소 시스템을 보유하고 있어 피부 표면에서도 생존할 수 있다. 여드름균이 혐기성 환경을 선호하지만 산소 내성이 생기면 피부 표면에서도 생존이 가능하기도 하다. 여드름균은 모낭 내부의 무산소 또는 저산소 환경에서 활발히 증식하다가, 모낭이 파열되거나 모공이 확대되어 산소에 노출되면 활동성이 현저히 저하되지만, 내성이 생기면 즉시 사멸하지 않고 생존하며 염증 반응을 지속시킬 수 있음을 의미한다.

2 여드름 발생 원인

여드름은 단일 원인으로 발생하는 것이 아니라 여러 복합적인 요인들이 상호작용하여 나타나는 만성 염증성 질환이다. 여드름의 핵심적인 발생 기전은 다음과 같은 세 가지 요소의 연쇄적인 상호작용으로 설명된다.

1) 피지 과다 분비
남성 호르몬인 안드로겐은 피지선을 활성화하여 피지 분비를 증가시킨다. 사춘기에는 안드로겐 분비가 자연적으로 증가하여 피부의 피지선이 커지고 피지량이 많아지며, 이는 여드름 발생의 주요 유발 요인이 된다.

2) 모낭 각화 이상
피지 과다 분비와 함께, 모낭 내 각질형성세포의 비정상적인 증식, 분화 및 탈락 이상으로 인해 모공이 과도하게 각질화된다. 이 과도한 각질과 피지가 섞여 모낭을 막아 피지 배출을 방해하며, 이는 면포(comedone) 형성의 직접적인 원인이 된다.

3) 여드름균 증식 및 염증 반응
막힌 모낭 내부는 산소가 부족한 환경을 조성하여 Cutibacterium acnes (여드름균)의 과도한 증식을 촉진한다. 증식한 여드름균과 모낭 내에 축적된 죽은 세포들이 피부로 방출되면서 면역 반응을 유발하고, 이는 홍반, 부종, 고름 등의 염증 반응으로 이어져 붉고 통증 있는 여드름 병변을 형성한다.

4) 기타 요인

여드름 발생의 주요 기전 외에도 호르몬 불균형, 스트레스, 식단, 유전적 요인 등 다양한 내부 및 외부 요인들이 여드름의 발병 및 악화에 기한다고 알려져 있다.

3 스피큘 테라피가 여드름 관리에 탁월한 이유

스피큘이 피부속에서 일으키는 다양한 반응들은 이미 앞에서 자세히 다루었다. 특히 스피큘 테라피를 하게 되면 미세 염증 반응에 따른 열감 해소를 위해 막혀 있던 모공이 크게 열리면서 산소의 투입량이 늘어나게 되고 이는 결국 모공 속 혐기성 조건이 깨지게 되면서 여드름균의 활성도가 떨어지게 된다.

이러한 이유로 스피큘 테라피를 여드름 부위에 적용하면, 산소와의 접촉이 늘어나기 때문에, 여드름균의 활동성이 느려지거나 멈추기 때문에, 빠른 시간안에 개선 효과가 나타나게 된다.

4 여드름용 스피큘과 일반 스피큘 차이

앞에서 여러 번 언급했듯이 스피큘은 다양한 해면체에서 얻을 수 있다. 피부의 탄오버 주기에 변화를 주면서 안면 피부의 개선을 유도하는 원데이필과 같은 스피큘은 길이가 150~250um가 일반적으로 사용되고 있다. 이 정도 길이의 스피큘을 여드름 부위에 적용해도 개선 효과를 얻을 수 있지만, 관리 횟수가 많아야 하고, 만족할 만한 효과를 얻기까지 상당한 시간이 필요하다.

여드름 부위에 적합한 스피큘은 길이가 250~350um 정도로 일반적인 스피큘의 길이보다 긴 것이 효과적이다. 그 이유는 여드름 병변 부위의 모공을 최대한 확대시키기 위함이다. 모공의 최대한 열려야 산소와의 접촉량이 많아지고 여드름균의 활성도를 신속히 약화 시킬 수 있기 때문이다. 이러한 이유로 원데이필 피크네(1Daypeel Pcne) 와 같이 길이가 길고 두께가 두꺼운 스피큘이 함유된 여드름 전용 제품으로 관리할 것을 권장한다.

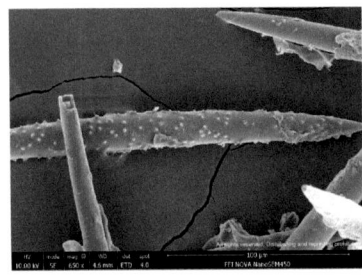 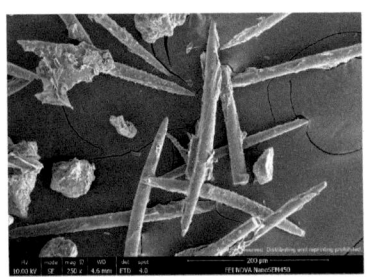

여드름에 적합한 스피큘　　　　　일반 스피큘
(250~350um)　　　　　　　　(150~250um)

5 스피큘 테라피의 여드름 관리 횟수 및 주기

1) 성장기 여드름

과다 피지가 여드름의 주된 원인이기 때문에 일주일 간격으로 호전 정도에 따라 4~8회 스피큘 테라피를 관리하고, 그 이후 3개월에 한 번씩 관리하는 것을 권장한다. 수분 및 진정 관리가 매우 중요하고 부위별 여드름이 올라올 때는 피라 에센스톡과 같은 스피큘이 함유된 SPOT 로션을 함께 활용하면 보다 효과적이다.

2) 여드름 및 여드름에 의한 흉터

성장기를 거치면서 어느 정도 가라앉은 상태면 2주 간격으로 4회 정도를 권장하고, 여성의 경우 생리주기와 밀접한 관계가 있을 경우, 생리주기 일주일전에 관리하고 한 달에 한 번 간격으로 최소한 4번 스피큘 테라피를 권장한다. 수분 및 진정 관리가 매우 중요하다.

여드름에 의한 흉터는 2주 간격으로 여러 번의 과정을 거쳐야 개선 효과를 볼 수 있다. 흉터의 상태에 따라 개선 효과가 나타나는 시간이 다르겠지만, 오래된 흉터의 경우 6개월 이상의 시간이 필요할 수도 있다.

스피큘 테라피가 여드름성 피부에 효과가 있는지에 대해 임상 전문 연구소에 의뢰하여 효과를 확인한 결과는 다음과 같다. 스피큘이 약 5% 함유되어 있는 로션 타입의 스피큘 제품을 여드름이 있는 얼굴에 바르게 하였다. 여드름성 피부를 가진 20명의 임상 지원자들을 대상으로 4주 동안 하루 2회 (아침, 저녁) 시험 부위에 제품을 사용하게 한 후, 숙련된 전문가의 육안 평가와 p밸류를 계산해 본 결과, 여드름성 피부에 대한 개선 효과가 통계적으로 유의미하게 관찰되었다. (p<0.05 (참고: 세명대학교 산학협력단 임상 시험센터, SMC-221103-4121, JJ-6775-A)

- 시험 목적 : '피라 필링4유'가 여드름성 피부를 완화하는 효과 평가
- 시험 수행 기관 : 세명대학교 산학협력단 임상 시험센터
- 시험 대상 : 20명의 지원자 (얼굴 부위에 제품 적용)
- 제품 사용 방법 : 4주 동안 하루 2회 (아침, 저녁) 시험 부위에 제품 도포
- 피부 상태 측정(ASI) 결과 : 숙련된 전문가의 육안 평가 결과, 제품 사용 4주 후 여드름성 피부 완화 효과가 통계적으로 유의미하게 관찰되었음(p<0.05). 시험 대상자 중 피부 이상 반응을 보인 사람은 없었음

Abstract

Purpose	Clinical trials report of the acne-prone skin relief effects of the 'pira peeling4u' on human subjects
Study Performed by	The Clinical Trial Center for Bio-Industry at Semyung University
Principal Researcher	Yong-min Kim
Requested by	CHOSUNG CORPORATION Co., Ltd
Test Schedule	Start Date: August 09, 2022 / Completion Date: October 28, 2022
Samples	Test Samples: pira peeling4u Sample Application: Apply the sample to the test site, in the morning and the evening.
Tested subjects	20 Volunteers
Test Sites	Facial areas
Application period	Application period : 4 weeks / twice a day
Validity of the Evaluation Results	The measurement result of ASI |	Point of Time	Mean± SD	p-value[a]
---	---	---	---
The measurement result of ASI	0w	9.9±7.8	-
	2w	9.4±8.8	0.306
	4w	8.0±8.3	0.002	 The result of visual assessment by trained experts, statistically significant acne-prone skin relief effects were observed 4 weeks after product use ($p<0.05$).
Skin Stimulation Test	No test subject revealed any abnormal responses
Study Control No.	JJ-6775-A
Report Control No.	SMC-221103-4121
Sample Control No.	• 22-CX0031: pira peeling4u
Reported Date	November 03, 2022

3) 등드름 및 가슴 여드름

통상적으로 얼굴에 여드름이 있는 사람의 70%는 등이나 가슴에 여드름이 생긴다. 등과 가슴 부위에 스피큘 테라피를 하게 되면 얼굴보다 각질탈락 시간이 1~2일 늦어지고, 가려움 증상이 얼굴보다 크게 느껴져서 힘들어하는 경우가 있다. 이때는 스피큘 테라피에 특화된 바디 로션과 수딩바디팩을 활용하면 매우 효과적이다.

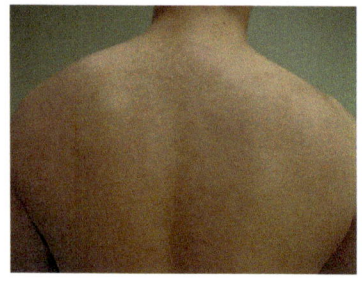
시술 전

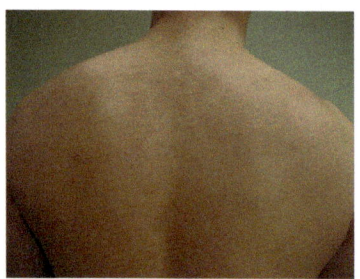
시술 후

- **등드름 및 가슴 여드름 스피큘 테라피(원데이필) 관리 주기**
- ■ 등드름이 심한 초기

  2주 간격(4~6회 연속)으로 피지 억제 및 염증 완화에 집중한다.
- ■ 관리 목적 또는 유지

  4주 간격(한 달 1회)으로 재발 방지 및 피부 재생 주기 유지를 목표로 한다.
- ■ 색소, 흉터 위주 관리

  2~3주 간격으로 진피 재생을 유도하면 색소와 자국 개선에 도움이 된다.

6 스피큘 테라피 여드름 관리 순서 : 1Daypeel Pcne 사용기준

  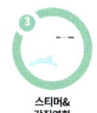 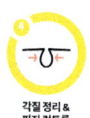   

고객상담&피부진단 / 클렌징 / 스티머&각질연화 / 각질정리&피지 컨트롤 / 원데이필 / 진정마스크 / 마무리

- **1단계 : 고객상담 & 피부진단**
  - 문진표 작성 : 고객의 건강 상태, 피부 민감도, 복용 약물, 약초 알레르기, 스테로이드 사용 여부 등을 작성한다.
  - 여드름 발생 부위, 단계, 주기를 파악한다.
  - 피부타입 분류 : 지성 / 복합성 / 민감성 / 건성 여드름등 관리를 위해 피부타입을 분류한다.

- **2단계 : 클렌징**
  - 얼굴, 등 또는 가슴 등 관리하고자 하는 부위를 올페이즈 딥클렌저B5를 사용하여 유분과 노폐물을 제거한다.
  - 올페이즈 씨위드스킨을 사용하여 피부 결을 정리해 준다.

- **3단계 : 스티머 & 각질연화**
  - 따뜻한 스티머 또는 온수포를 이용하여 5~10분 정도 적용하면 각질과 피지를 연화시키고 모공을 열어 원데이필의 효과를 극대화 시킬 수 있다.

- 4단계 : 각질 정리 & 피지 컨트롤
    - 염증이 없는 농포, 면포를 부드럽게 제거해준다.
    - 필요시 비염증성 여드름(블랙헤드, 화이트헤드)도 정리해 준다.

- 5단계 : 스피큘 인플란팅
    - 피부 상태 또는 시술 부위에 따라 적당량의 원데이필을 준비한다. (얼굴 기준 5g)
    - 시술 부위에 Implanting Techniques을 이용하여 스피큘을 피부에 넣어준다.

    > **TIP** 강한 롤링은 염증 악화 위험, 자극 최소화 강조

- 6단계 : 진정 마스크
    - 얼굴에는 올페이즈 딥 모이스처 앰플 마스크를 바디에는 수딩바디팩을 올려주어 피부 진정, 열감 및 붉음증 완화에 도움을 준다.
    - 20분 후 앰플 마스크 또는 수딩바디팩을 제거해 준다.
    - 제거시 사용했던 앰플 마스크 또는 수딩바디팩을 이용하여 잔여물을 닦아준다.

- 7단계 : 마무리
    - 얼굴 : 올페이즈 씨위드스킨, 로즈 캘러스앰플, 펩타이드 워터풀 크림을 순서대로 흡수시켜준 후 카밍언더커버 크림으로 마무리한다.

- 바디 : 올페이즈 씨위드스킨으로 피부를 정리해준 후 피톤치드 바디밤을 흡수시켜준다.

7

스피큘 테라피와 두피필링

1 두피와 피부의 차이점

두피와 피부는 기본적으로 같은 '피부' 조직이지만, 신체 부위별 특성에 따라 몇 가지 중요한 차이점을 가지고 있다.

1) 모낭과 모발의 밀도

- 두피는 신체에서 모낭이 가장 많고, 밀집되어 있는 부위이다. 각 모낭에서는 2~3개 이상의 모발이 자라며, 이 모발은 다른 신체 부위의 털보다 굵고 길게 자란다. 모발이 두피를 덮고 있어 외부 자극으로부터 보호하는 역할을 한다.
- 피부는 두피에 비해 모낭의 밀도가 훨씬 낮으며, 솜털 형태의 가늘고 짧은 털이 대부분이다. 손바닥이나 발바닥처럼 모발이 전혀 없는 부위도 있다.

2) 피지선(기름샘)의 분포

- 두피는 피지선이 매우 발달하여 피지 분비가 활발하다. 피지는 두피와 모발을 보호하고 윤기를 주는 역할을 하지만, 과도하게 분비되면 모공을 막고 끈적임이나 냄새, 두피 트러블의 원인이 될 수 있다.
- 피부는 얼굴의 T존(이마, 코)처럼 피지선이 발달한 부위도 있지만, 두피만큼 전반적으로 피지선이 밀집되어 있지는 않아요.

3) 혈액순환과 신경 분포

- 두피는 혈관이 매우 풍부하게 분포되어 있어 혈액순환이 활발하다. 이는 모낭에 충분한 영양분과 산소를 공급하여 모발 성장을 돕는 중요한 역할을 해요. 신경 분포도 많아 매우 민감하게 반응할 수 있다.
- 피부는 부위에 따라 다르지만, 두피만큼 혈관과 고도로 신경이 밀집된 경우는 흔치 않다.

4) 피부 장벽 기능

- 두피는 모발이 외부 자극으로부터 두피를 보호하는 역할을 하기 때문에, 다른 부위의 피부에 비해 상대적으로 피부 장벽 기능이 약할 수 있다. 수분 유지 및 보충 능력이 떨어질 수 있어 건조해지기 쉽다.
- 피부는 신체 부위에 따라 장벽 기능의 강도가 다르지만, 외부 환경에 직접 노출되어 있기 때문에 기본적인 보호 기능이 잘 발달되어 있다.

5) 두께

- 두피는 얼굴 피부보다 두꺼운 편이다. 평균 두께가 8mm에 달하기도 한다.
- 피부는 부위에 따라 다르지만, 피부는 비교적 얇고 손바닥이나 발바닥은 두꺼운 등 다양하다.

6) 미생물 환경(마이크로바이옴)

- 두피에는 말라세시아균(Malassezia species)과 같은 특정 미생물들이 우세하게 서식하는 독특한 미생물 환경을 가지고 있다. 이러한 미생물들이 두피 건강에 많은 영향을 미치기도 한다.
- 피부는 두피와는 다른 종류의 다양한 미생물들이 서식하며, 부위에 따라 미생물 분포가 다르다.

이러한 차이점들 때문에 두피는 피부와는 다른 관리 방식과 전용 제품이 필요하다. 특히 과도한 피지, 각질, 노폐물, 그리고 모발로 인한 통풍 문제 등으로 인해 두피 트러블이나 탈모와 같은 문제가 발생하기 쉽기 때문에 꾸준하고 세심한 관리가 필요한데 가장 효과적인 방법 중 하나가 두피필링이다.

2 스피큘 테라피 두피필링(Scalp Peeling using 1Daypeel)

스피큘이 피부의 모공 속으로 침투하여 미세 염증 반응에 의한 턴 오버 주기 단축은 앞에서 자세히 다루었다. 스피큘을 두피에 적용하면 동일한 각질화 과정이 이루어져 두피가 깨끗해지고, 모발 건강에 큰 도움을 줄 수 있다.

하지만 두피의 모공은 일방 모공보다 크고, 깊이도 깊어 스피큘의 크기와 굵기가 더 길고 두꺼워야 더욱 효과적이다.

또한 스피큘테라피 두피필링을 효과적으로 하기 위해서는 제품의 성상과 포장 형태가 달라져야 한다. 이는 모발이 두피를 덮고 있기 때문에 모발 사이로 스피큘이 들어갈 수 있도록 포장 형태를 최대한 가늘게 만들고, 제품의 형태는 피부용보다는 점도가 낮아져야 효과적이다.

3 두피필링의 기대 효과

두피필링은 건강한 두피와 튼튼한 모발을 유지하는 데 매우 중요하다. 피부처럼 두피도 각질, 피지, 노폐물이 쌓이는데, 샴푸만으로는 이러한 노폐물들을 완벽하게 제거하기 어렵기 때문에 필링이 필요하고 두피필링을 하게 되면 다음과 같은 기대 효과를 얻을 수 있다.

1) 노폐물 및 각질 제거

두피는 피지선이 발달해 있어 피지 분비가 활발하고, 외부 환경으로부터 먼지, 미세먼지, 스타일링 제품 잔여물 등이 쌓이기 쉽다. 또한, 피부와 마찬가지로 죽은 각질세포가 계속해서 생겨난다. 이러한 노폐물과 각질이 쌓이면 두피 모공을 막아 두피 건강을 해칠 수 있기 때문에, 두피필링을 통해서 이러한 불순물들을 효과적으로 제거하여 두피를 청결하게 유지하면 모발과 두피를 건강하게 유지할 수 있다.

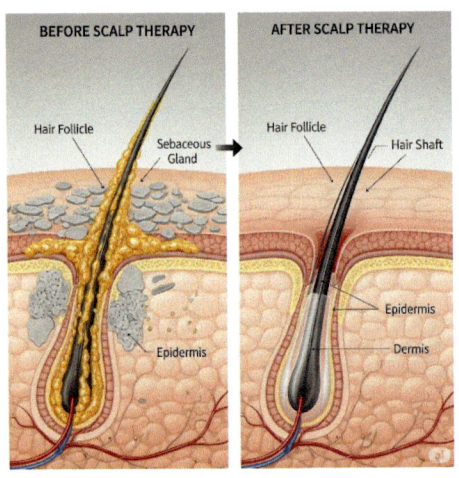

2) 모발 성장 환경 개선(탈모 예방)

모공이 노폐물로 막히면 모발이 건강하게 자라는 것을 방해할 수 있다. 두피필링을 통해 모공을 깨끗하게 비워주면 모발이 원활하게 자랄 수 있는 환경이 조성되어 건강한 모발 성장과 탈모 예방에 도움을 줄 수 있다.

아래 임상 사진은 올페이즈 두피 필링을 3개월 동안 5회 관리한 사례이다. 두피 전체에 있던 붉은 증을 크게 개선되었음을 알 수 있고, 모발의 상태가 매우 호전되었음을 알 수 있다.

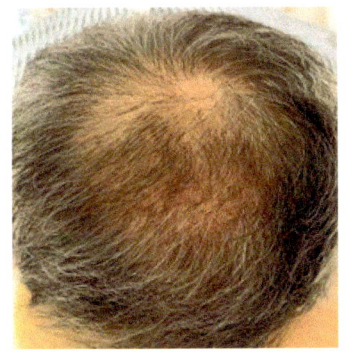
두피 필링 전

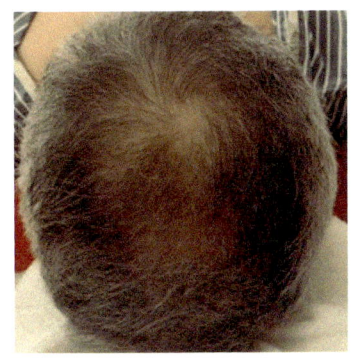
두피 필링 3회 관리 후

3) 두피 트러블 완화

과도한 피지, 각질, 노폐물은 비듬, 가려움증, 염증, 지루성 두피염 등의 두피 트러블을 유발할 수 있다. 두피필링은 이러한 문제의 원인이 되는 요소들을 제거하여 두피 염증을 줄이고, 가려움증과 비듬을 완화하는 데 효과적이다.

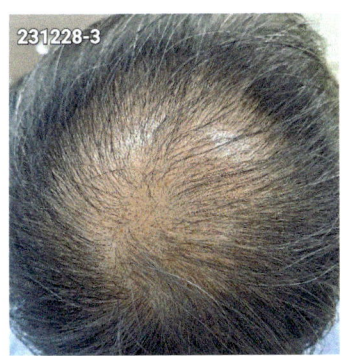
두피필링 전

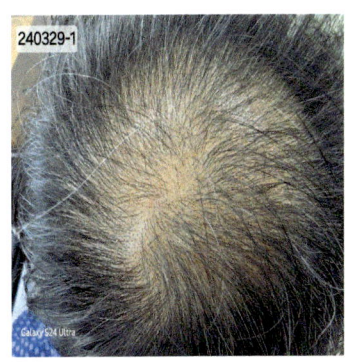
두피필링 3회 관리 후

4) 혈액순환 촉진

두피필링을 하면 스피큘이 모공 속을 자극하여 두피의 혈액순환을 활성화해준다. 혈액순환이 원활해지면 모낭에 영양분과 산소 공급이 개선되어 모발 건강에 긍정적인 영향을 미칠 수 있다.

5) 제품 흡수율 증대

두피에 노폐물이 쌓여 있으면 샴푸, 트리트먼트, 헤어 토닉 등 다양한 헤어 케어 제품의 유효 성분이 두피에 제대로 흡수되지 못할 수 있다. 두피필링을 통해 두피를 깨끗하게 정돈하면 제품의 흡수율을 높여 효과를 극대화할 수 있다.

6) 두피 노화 방지

피부처럼 두피도 나이가 들면서 탄력이 떨어지고 얇아질 수 있다. 두피필링은 두피의 신진대사를 촉진하고 두피의 청결 상태를 깨끗하게 유지하여 두피 노화를 늦추는 데 기여할 수 있다.

4 두피필링 관리(시술) 방법 : Alfays Dupipeel 사용 기준

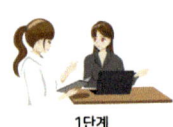
1단계
상담 및 진단

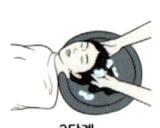
2단계
두피 트리트먼트

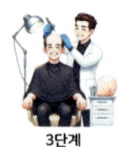
3단계
스피큘 도포 및 흡수

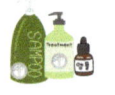
4단계
마무리 및 사후관리 안내

- 1단계 : 상담 및 진단고객의 두피 상태와 고민을 정확하게 파악하고 맞춤형 시술을 설계한다.
  - 고객 응대 및 상담 카드 작성두피 고민(탈모, 비듬, 가려움, 유분 등) 확인건강 상태, 약 복용 여부, 최근 두피 시술 유무 확인
  - 두피 진단기 사용모공 막힘, 피지량, 각질, 홍반, 민감도, 탈모유형 등 정밀 진단
  - 시술 계획 설명 및 동의 현재 두피 상태 설명스피큘테라피 두피 필링에 대한 작용 원리(침투, 세포 자극 턴오버촉진 등)관리 후 증상안내관리 주기 및 홈케어 제품안내

- 2단계 : 두피 트리트먼트 스피큘이 흡수될 수 있는 최적의 두피 환경 조성하기 위한 단계이다
  - 두피 세정탈모용 or 저자극 샴푸 등을 사용하여 1차 세정두피 딥스케일러로 모공 청소온수 또는 미온수로 깨끗하게 헹굼
  - 타올 드라이 후 두피 정돈물기 제거, 필요시 드라이로 70% 정도 건조

- 3단계 : 스피큘 도포 및 흡수(시술 핵심) 두피에 유효 성분을 침투시키고, 턴오버와 미세자극을 통한 재생 유도에 도움이 되는 단계이다.
  - 스피큘 인플란팅 Alfays Dupipeel을 두피 문제 부위 또는 전체에 섹션을 나누어 Implanting Techniques으로 손가락을 사용하여 균일하게 모공에 넣어준다.균일하고 일정한 압으로 진행탈모 집중 부위에는 추가 도포 (M자, 정수리 등)

> **TIP** 스피큘은 미세침 성분이므로 문지르지 말고 "누르듯" 모공에 침투시켜야 한다.

- 4단계 : 마무리 및 사후 관리 안내
  - 관리 후 주의사항 안내 2~3일간 간지러움, 각질탈락 등은 정상 반응 24시간 샴푸 금지, 고온의 사우나, 운동 자제
  - 홈케어 제품안내 올페이즈 두피 앰플 사용 안내
  - 다음 방문 시기 안내두피 개선이 목적이면 주 1회씩 8회를 기본 안내, 일반 관리목적시 2주 간격

5 두피필링에 필요한 도구

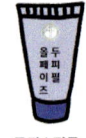

두피스피큘
미세약초침으로
두피개선에 도움을 줌

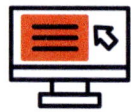

두피진단기
시술 전후 두피 상태를
확인, 비교해줌

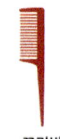

꼬리빗
두피를 일정한 섹션으로
나누어 도포 정확도를 높임

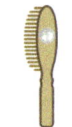

쿠션브러쉬
머리카락정리를 도와줌

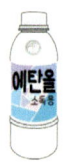

에탄올
손과 도구 소독용

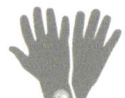

일회용장갑
피부 접촉을
최소화하고 감염 방지

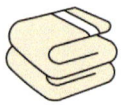

페이스커버 or 넥타올
고객 이마/목 보호용,
제품 흘림 방지

8

임플란팅 코스메틱(Implanting Cosmetic) : 새로운 화장품의 시대

스피큘과 하이드롤라이즈 스폰지가 해면 유래 성분이라는 공통점을 가지지만, 그 정의, 제조 공정, 그리고 최종적인 특성 및 활용 측면에서 미묘하지만 중요한 차이가 있다. 많은 사람들이 종종 이 두 성분이 혼용되거나 그 차이가 명확히 이해되지 않는 경우가 있어, 정확한 정보 전달의 필요성이 커지고 있다.

스피큘은 해면동물(Sponge, 학명: Porifera Grant, 1836)의 골격을 이루는 미세한 침상(바늘 형태) 구조물이다. 해면은 약 6억 년 전 캄브리아기 이전에 출현한 지구상 최초의 다세포 동물 중 하나로, 복잡한 기관이나 조직 없이 물을 여과하여 영양분을 섭취하는 독특한 방식으로 생존해 왔다. 이러한 해면은 전 세계의 바다와 민물에 걸쳐 매우 다양한 환경에서 서식하며, 현재까지 약 8,000종 이상이 발견되었다.

스피큘 테라피와 화장품 원료로 사용되는 스피큘은 주로 유럽, 러시아 지역의 담수(강이나 호수) 또는 얕은 바닷속에 서식하는 해면동물에서 발견되고 있다. 특히 스피큘 테라피에 사용되는 스피큘은 깨끗하고 오염되지 않은 민물 환경에서만 생존하는 담수해면 스펀지, 그중에서도 'Lake Spongilla Lacustris Auct.' 품종이 화장품 성분에 가장 적합하다고 알려져 있다.

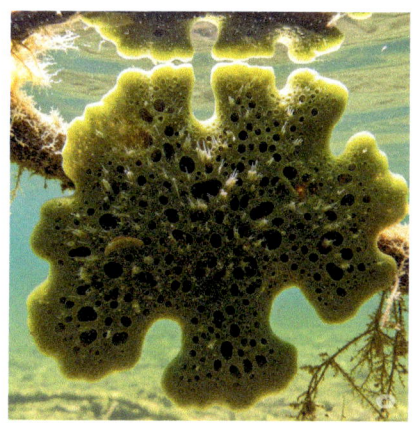

Lake Spongilla Lacustris Auct

 스피큘의 주성분은 천연 이산화규소(Silicon dioxide, SiO2)이며, 이는 유리와 유사한 단단하고 미세한 침상 구조를 이루고, 이 이산화규소는 식약처에서 식품첨가제로도 인증된 안전한 성분으로 활용되고 있다.

1 스피큘 vs 하이드롤라이즈 스폰지

 하이드롤라이즈 스폰지와 스피큘은 피부 관리 제품에 사용되는 유사한 성분이지만, 그 명칭과 미묘한 차이가 있다. "스피큘"은 해면동물에서 추출한 미세한 바늘 모양의 성분 자체를 지칭하는 반면, "하이드롤라이즈 스폰지"는 이 스피큘을 가수분해하여 가공한 형태이다. 즉, 하이드롤라이즈 스폰지는 스피큘의 한 종류 또는 가공된 형태라고 볼 수 있다.

● 스피큘(Spicule)

- 담수 또는 해수 해면동물에서 추출한 미세한 침 모양의 성분이다. 주로 규산(Silica) 성분으로 이루어져 있으며, 육안으로는 보이지 않는 미세한 바늘 형태를 띠고 있다.

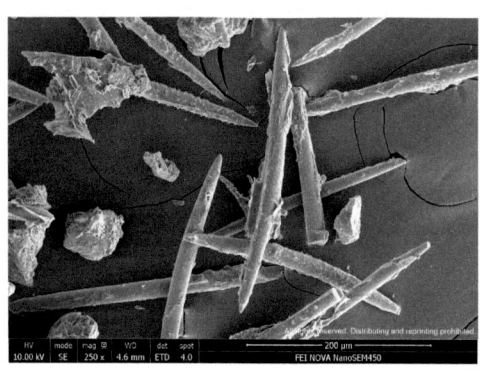

- 작용 원리

  피부에 도포하면 미세한 바늘이 피부 표면의 각질층을 통과하여 물리적인 자극을 준다. 이 미세한 자극은 피부가 스스로 회복하려는 반응을 유도하여 콜라겐과 엘라스틴의 생성을 촉진하고, 피부 턴오버 주기를 단축시키는 역할을 한다.

- 주요 효과

  각질 제거, 피부 재생 촉진, 모공 정화, 피지 조절, 여드름 및 피부 트러블 관리, 피부결 및 톤 개선 등

● 하이드롤라이즈 스폰지(Hydrolyzed Sponge)

- '하이드롤라이즈(Hydrolyzed)'는 '가수분해된' 이라는 뜻으로, 하이드롤라이즈 스폰지는 해면동물에서 추출한 스피큘을 가수분해 과정을 거쳐 가공한 골편으로 길이가 80~150um이다. 스피큘 테라피에 사용되는 천연에서 추출한 골편 (평균 150~250um)보다는 길이가 짧다.

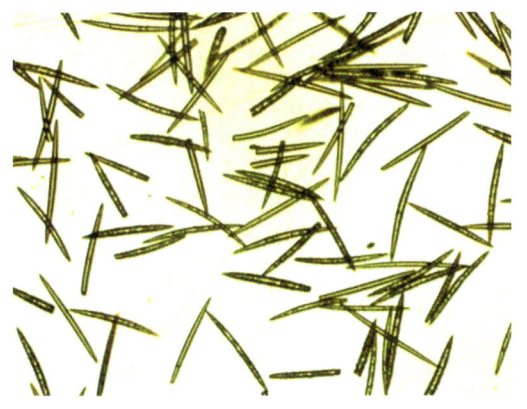

- 작용 원리

일반적인 스피큘과 마찬가지로 미세침 형태를 가지고 있어 피부에 미세한 자극을 주어 피부 재생을 돕고 유효 성분의 흡수를 촉진시킨다. 가수분해 과정을 거치면서 원료의 순도가 높고, 스피큘의 길이나 두께가 보다 균일한 것이 특징이다.

- 주요 효과

  스피큘과 유사하게 피부 재생, 각질 제거, 모공 관리, 보습 및 피부 탄력 증진 등에 도움을 준다.

2 임플란팅 코스메틱(Implanting Cosmetics)

'화장품법'에 따르면 화장품은 "인체를 청결·미화하여 매력을 더하고 용모를 밝게 변화시키거나 피부·모발의 건강을 유지 또는 증진하기 위하여 인체에 바르고 문지르거나 뿌리는 등, 이와 유사한 방법으로 사용되는 물품으로서 인체에 대한 작용이 경미한 것을 말한다."

이 정의에서 중요한 점은 다음과 같다.
- 사용 목적 : 인체를 청결, 미화하고 매력을 더하거나 피부/모발의 건강을 유지/증진하는 것이다.
- 사용 방법 : 바르거나 문지르거나 뿌리는 등 신체에 직접 사용하는 것이다.
- 작용의 정도 : 인체에 대한 작용이 경미해야 한다. 질병의 진단, 치료, 예방 등을 목적으로 하는 의약품과는 구분된다.

지금까지 스피큘 테라피를 활용한 다양한 피부관리는 원데이필(1Daypeel)이란 전문가용을 기반으로 다루었다. 원데이필 안에 있는 스피큘이 피부 속으로 들어갔을 때 일어나는 다양한 반응과 긍정적인 효과를 살펴보았다. 하지만 많은 사람들이 스피큘이 피부에 접촉되었을 때 나타나는 증상으로 인해 쉽게 접근하지 못하는 경우도 많이 있다. 특히 처음 접했을 때 느끼는 따끔거림(통증이라 표현하기도 함)과 과도한 각질탈락이 불편하다고 느낄 수도 있다. 최근에는 그동안 스피큘 테라피를 경험하지 못하고 있는 사람들도 부담 없이 접근할 수 있는 방법이 개발되고 있다. '임플란팅 코스메틱' 이라는 새로운 화장품 분야가 생겨나고 있다.

스피큘 테라피와 임플란팅 코스메틱의 차이는 사용하는 스피큘의 크기, 사용량, 스피큘의 정제방법의 차이 등에 의해 구별되어진다. 임플란팅 코스메틱 분야를 최초로 소개한 조성코퍼레이션㈜ 의 제품 라인을 보면 더마필홈(Dermapeel Home) 과 필링포유(Peeling4U)란 제품이 있다. 이러한 제품에는 정제가 잘된 하이드롤라이즈 스폰지(Hydrolrized Sponge) 라는 가공된 스피큘을 활용한다.

1) 더마필홈(필링포유)과 원데이필 스피큘의 차이점

- 더마필홈(필링포유)에 사용되는 스피큘의 길이는 80-150um 이고, 표면이 매끄럽다.

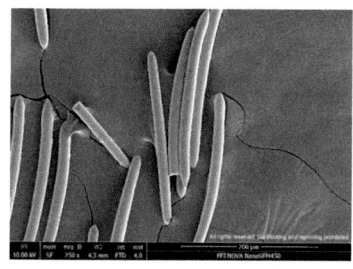 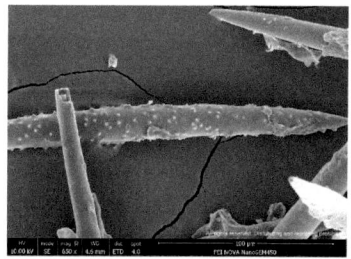

- 원데이필용 스피큘의 길이는 약 200~300 um이고 표면이 거칠다.

2) 발현 증상의 차이

- 더마필홈(필링포유)으로 관리 시 통증(따끔거림)은 원데이필과 비교 시 매우 약하다. 따끔거림을 느끼는 시간도 더마필홈(필링포유) 관리 시에는 6시간 안에 대부분 사라진다.
- 홍조 현상은 원데이필 관리 후에는 눈에 보일 정도로 음중 현상이 나타나지만, 더마필홈(필링포유) 관리 후에는 매우 미세하다.
- 각질 탈락은 더마필홈(필링포유) 관리 후에는 눈으로 확인하기가 어려울 정도로 미세하게 일어난다.

3) 더마필홈(필링포유)이 적합한 사람들

- 통증에 민감해서 전문적인 스피큘 테라피를 꺼리는 사람
- 피부가 매우 민감한 사람
- 짧은 시간에 관리를 받아야 하는 사람

4 더마필홈(필링포유) 사용 방법

1) 피부관리실 사용시

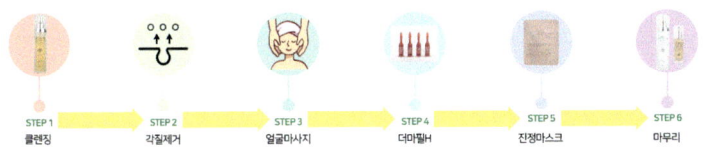

STEP 1 클렌징 → STEP 2 각질제거 → STEP 3 얼굴마사지 → STEP 4 더마필H → STEP 5 진정마스크 → STEP 6 마무리

- **1단계 : 클렌징**

    ① 얼굴 전체를 올페이즈 딥클렌저B5를 사용하여 피부 결에 따라 부드럽게 마사지하듯 노폐물을 제거한다.

    ② 올페이즈 씨위드스킨을 사용하여 피부 결을 정리해 준다.

- **2단계 : 각질 제거**

    얼굴 피부 표면에 쌓인 죽은 각질세포를 부드럽게 제거해준다.

- **3단계 : 얼굴 마사지**

    얼굴근육의 긴장을 풀어주고 혈액순환을 촉진시켜 더마필H가 모공 안에 잘 들어갈 수 있는 환경을 조성해 준다.

    * 여기서 더마필H 인플란팅 후 기기 관리를 해줘도 됨

- **4단계 : 더마필H 인플란팅**

    더마필H를 부드럽게 임플란팅한 후

① 리프팅 관리시 : 손바닥을 이용하여 근육결 방향대로 쓸어 올려 준다.

② 문제 부위 또는 색소 관리 시 : 문제 부위에 집중적으로 임플란팅 해준다.

- 5단계 : 진정 마스크

    ① 올페이즈 딥 모이스처 앰플 마스크를 얼굴 전체에 올려주어 피부 진정 및 수분 공급을 해 준다.

    ② 20분 후 앰플 마스크를 제거해 준다.

- 6단계 : 마무리

    올페이즈 씨위드스킨, 로즈 캘러스앰플, 펩타이드 워터풀크림을 순서대로 흡수시켜준 뒤 카밍 언더커버 크림으로 마무리한다.

2) 홈케어 사용시

에스테틱 관리순서에서 2, 3단계를 제외하고 관리한다.

참고문헌

1. ko.wikisource.org 세계 대백과사전/생물·동물·인체/동물의분류/ 해면·강장동물 / 해면동물 - 위키 문헌
2. ko.wikipedia.org 골편 - 위키백과,
3. news.amc.seoul.kr-서울아산병원, 피부 노화
4. 정종영, 김미연 저 (2006), '아틀라스 피부관리학', 도서출판 엠디월드
5. Effects of Natural Products on Skin Cells - Action and Suppression of Reactive Oxygen Species, Soo Nam Park, J. Soc. Cosmet. Scientists Korea, vol. 25, 77-127
6. flashcards.world 무척추동물의 비교해부학, 주요 무척추동물 문(절지동물, 연체동물, 환형동물 등)의 해부학적 구조
7. youtube.com, 국립해양생물자원관, 해양생물이야기
8. 대한화장품협회 - https://kcia.or.kr/성분사전
9. 3%스피큘을 함유한 세안제의 피부안면 여드름 개선효과, 이창하, 최배석, Asian J Beauty Cosmetol 2019, vol 17(3), 397-410
10. Subjective Skin Improvement and Safety of the Spicules-containing Cosmetics, Do-Sook Han & Gi-Sook Kim, Journal

of Convergence for Information Technology, 2021. vol.11. No.8, 212-223

11 https://www.chosungcorp.co.kr/ 전문가용/미세약초침

12 http://ww.thepira.co.kr/ 임플란팅코스메틱

13 https://drschrammek-korea.co.kr/ Schrammek Greenpeel Herb

14 https://aladdinpeel.com/ 2B Aladdin Peel

15 namu.wiki 여드름-나무위키

16 대한피부과학회 교과서 편찬위원회 (2020). 피부과학 (제7판). 서울: 정우의학

17 nhs.uk-acne

18 my.clevelandclinic.org Acne: Types, Causes, Treatment & Prevention

19 Dreno, B., Pécastaings, S., Corvec, S., Veraldi, S., Khammari, A., & Roques, C. (2018). Cutibacterium acnes (Propionibacterium acnes) and acne vulgaris: a brief look at the latest updates. *Journal of the European Academy of Dermatology and Venereology, 32.*

20 Mias, C., Mengeaud, V., Bessou-Touya, S., & Duplan, H. (2023). Recent advances in understanding inflammatory acne: Deciphering the relationship between Cutibacterium acnes and Th17 inflammatory pathway. *Journal of the European Academy of Dermatology and Venereology, 37, 11-3.*

21 Dagnelie, M., Corvec, S., Saint-Jean, M., Nguyen, J.,

Khammari, A., & Dréno, B. (2019). Cutibacterium acnes phylotypes diversity loss: a trigger for skin inflammatory process. *Journal of the European Academy of Dermatology and Venereology*, 33.

22 McLaughlin, J., Watterson, S., Layton, A., Bjourson, A., Barnard, E., & McDowell, A. (2019). Propionibacterium acnes and Acne Vulgaris: New Insights from the Integration of Population Genetic, Multi-Omic, Biochemical and Host-Microbe Studies. *Microorganisms*, 7.

23 강현경, 김미성, 김주연, 마충량, 박영선 저 (2025), '두피 모발' 21세기사

24 Do-Sook, Han, Gi-Sook Kim, and Sang-Mo Kang, The Skin Care Effects and Percutaneous Absorptivity of The Spicules-containing Cosmetics, Journal of the Korean Society of Cosmetology, 제26권 제4호 (2020), pp. 886-896

25 Do-Sook Han, Gi-Sook Kim*, Subjective Skin Improvement and Safety of the Spicules-containing Cosmetics, Journal of Convergence for Information Technology, Vol. 11. No. 8, pp. 212-223, 2021

26 Jeong-Min Ha, Cho-Ah Lim, Kyuboem Han1, Jong-Cheon Ha1, Hae-Eul Lee, Young Lee, Young-Joon Seo, Chang-Deok Kim, Jeung-Hoon Lee, Myung Im , The Effect of Micro-Spicule Containing Epidermal Growth Factor on Periocular Wrinkles, Ann Dermatol Vol. 29, No. 2, 2017

27 Georg Imsiecke, Renate Steffen, Marcio Custodio, Radovan Borojevic, and Werne E. G. Muller, Formation of Spicules by Sclercytes from the Freshwater Sponge Ephydatia Muelleri in Short-term Cultures in Vitro, In Vitro Cell. Dev. Biol. -Animal 31:528-535, July/August 1995

28 'Peeling4U'가 여드름성 피부를 완화하는 효과가 있는지 평가 (2022년), 세명대학교 산학협력단 임상시험센터, SMC-221103-4121, JJ-6775-A

29 '피라 울트라 퍼밍 넥크림'의 피부 겉탄력 개선에 대한 인체적용시험 (2021년), 한국피부과학연구원, KIDS-BAK015-JCP

30 해면추출액을 함유하는 모발화장료 조성물, 나드리화장품주식회사, Korea Patent 2003-0035335

맺음말 :
젊음과 건강을 되찾는 여정

우리가 이 책을 통해 함께 탐험했던 스피큘 테라피의 세계는 단순히 피부 표면의 문제를 해결하는 것을 넘어섭니다. 피부는 우리 몸의 가장 큰 기관이자, 건강 상태를 비추는 거울과 같습니다. 이 책은 스피큘 테라피가 단순히 미용 관리를 넘어 전신 건강과 연결된 '총체적인 자기 관리'의 일부분으로 활용되기를 소망하는 마음을 담았습니다. 피부 노화는 피할 수 없는 자연스러운 과정이지만, 그 속도를 늦추고 피부의 활력을 되찾는 것은 우리 스스로의 노력과 올바른 지식으로 충분히 가능한 일입니다.

이 책은 피부의 복잡한 구조와 기능부터 시작하여, 노화의 내·외적인 원인, 그리고 다양한 필링 방법과 스피큘 테라피의 과학적 원리에 이르기까지, 피부 건강에 대한 깊이 있는 이해를 돕기 위해 구성되었습니다. 특히, 스피큘이 피부에 미세한 자극을 주어 자연스러운 재생을 유도하는 '선 피부재생, 후 각질 탈락'의 새로운 패러다임을 통해, 독자들이 보다 안전하고 효과적인 피부 관리 방법을 접할 수 있도록 노력했습니다.

이 책이 피부 관리 분야에서 일하고 있는 전문가들, 그리고 미래에 이 분야의 전문가를 꿈꾸는 모든 이들에게 피부 건강에 대한 깊은 이해와 현명한 관리를 돕는 든든한 안내서가 되기를 바랍니다. 피부가 건강하면 잃어버렸던 자신감을 되찾고, 몸과 마음에 활력을 불어넣어 행복한 삶의 원동력이 될 수 있습니다. 모든 이들이 스피큘 테라피를 통해 건강한 피부로 거듭나고, 그로 인해 활력 넘치는 삶을 살아갈 수 있기를 진심으로 소망합니다.

부록1

스피큘 테라피 관리 후 주의사항

- 관리 후 3일~5일, 각질 탈락이 관찰되면 반신욕을 하면서 부드럽게 각질을 제거하는 것이 좋다.
- 각질을 너무 세게 제거하지 않는다. (강한 스크럽 금지)
- 땀을 많이 흘리는 운동은 가급적 피한다.
- 직접적인 자외선에 노출하는 것을 삼가고, 외출 시 재생크림과 자외선 차단 크림을 사용하는 것이 좋다.
- 사우나는 약 48시간 동안 하지 않는다.
- 각질 탈락이 이루어지는 동안 음주를 자제한다.

부록2

스피큘 테라피 이후 피부관리 방법

자외선 차단피부에 손상을 가져오는 가장 치명적인 것은 바로 자외선이다. 겨울철이나 흐린 날에는 자외선 차단제를 바르지 않는 사람이 많은데 구름을 뚫고 내려오는 자외선이 피부에는 더욱 치명적이다. 이런 날엔 대부분 자외선 차단제를 바르지 않아 피부 깊숙이 자외선이 파고 들어 손상을 주기 때문에 자외선 차단제를 꼭 발라주어야 한다.

수분 공급
물을 많이 마시면 피부에 수분공급이 원활하게 되고, 몸 속의 노폐물까지 제거가 가능하다. 또한 미지근한 물로 세안하는 습관을 들이는 것이 좋은데 뜨거운 물로 세안하면 피부가 건조해지고 차가운 물로 세안하면 피부가 상할 수 있기 때문에 몸의 온도보다 살짝 미지근한 정도의 물로 세안을 하는 것이 좋다.

충분한 수면밤 10시부터 새벽 2시까지는 피부재생이 가장 활발한 시간이다. 이 시간에 충분한 수면을 해 주는 것이 좋은데, 충분한 수면이 이루어지지 않을 경우 피부재생이 느려지기 때문에 다크 써클과 여드름 등의 트러블이 생겨 더 빨리 피부 노화가 진행될 수 있다.

규칙적인 운동근육은 피부 탄력을 유지해주는 매우 중요한 기관이지만 나이가 들수록 근육은 점차 빠져나간다.

운동은 신진대사를 원활히 해주는, 적절한 운동을 규칙적으로 해주면 근육의 소실을 막을 수 있다. 또한 운동을 통해 땀을 배출시키면 몸 속의 불순물이 함께 배출되어 신체는 매우 건강한 상태가 된다. 스피큘 테라피 관리 이후 규칙적인 운동은 건강한 피부를 유지시키는 최고의 방법이다.

항산화 식품 먹기생활하는 동안 우리 몸 속에는 활성산소라는 유해한 산소가 만들어 지는데, 항산화 식품은 이러한 활성산소를 억제하는데 기여해 피부 노화를 막는데 도움이 된다. 항산화 식품에는 과일과 채소, 녹차, 생선과 조개류, 콩 류 구기자 등이 있다. 특히 다이어트에 좋은 토마토와 다크써클 방지에 좋은 브로컬리도 대표적인 항산화 식품이다.

깨끗한 세안화장은 하는 것 보다 지우는 것이 더 중요하다고 할 정도로 피부에 많은 영향을 미친다. 깨끗하게 세안을 하지 않아 피부에 화장품 잔여물이 남아 있게 되면 피부 노화는 빨리 진행되고 손상도 심해 진다. 그로 인한 지나친 세안은 피부건조를 유발하여 안 좋을 수 있으니 깨끗이, 하지만 적당히 하는 것이 좋다.

영양제

영양제는 건강하기 때문에 먹지 않아도 되는 것이 아니라 건강하기 때문에 그 건강을 지키기 위해 먹는 것이다.

특히 비타민C가 포함되어 있는 영양제는 세포손상을 막아주고 코엔자임Q10이 포함되어 있는 영양제는 활성산소를 억제하기 때문에 피부 건강에 좋다.

팩 하기

주 1~2회 팩을 해주면 적은 돈으로도 피부에 영양을 주어 탄력이 있는 피부를 만들 수가 있고 피부 톤도 밝아질 수 있다. 또한 자기 전 피부에 영양크림을 발라주면 탄력 있는 피부결을 만드는데 도움이 된다.

표정 관리

얼굴근육을 많이 움직여주면 주름이 생긴다는 고정 관념이 있지만 오히려 무표정한 얼굴은 얼굴의 근육을 퇴화시키고, 탄력을 감소시킨다. 반대로 웃는 표정, 화내는 표정 등의 다양한 표정은 피부 속 콜라겐을 활성화시켜 탄력 있는 피부로 만들 수가 있다.

부록3

스피큘 테라피(1Daypeel) 관련 Q&A

Q1 관리 이후 수포나 딱지가 생길 때 어떻게 관리할 수 있나?

관리가 과도했을 때 생기는 현상이다.

피부 보호층이 위협을 받았을 때 피부 스스로 만들어내는 보호 수단이다. 세포재생이 원활해지면서 기저층에서는 새로운 각질 형성 세포의 재생이 일어나고 각화과정이 가속화 되어 상부층에서는 자연적으로 각질 탈락을 유도한다. 그러나 강한 압력과 마찰로 장시간 관리하게 되면 대사율이 낮은 사람(유전적요인, 내적 요인)의 경우 떨어져 나간 세포의 공간을 새로운 세포들이 재생되기 이전에 조직간 액이 침투함으로써 염증성 수포가 발생한다. 그 부위에 세균감염이나 또는 다른 2차적 손상을 예방하면서 상처 부위에 새살(육아조직)이 빨리 차오르도록 하기 위해 재생크림을 덧발라 보호해준다. 피부 보호수단인 수포나 딱지를 인위적으로 탈락시키거나 건드리게 되면 피부의 또다른 보호 수단인 멜라닌을 합성하거나 2차 세균감염이 있을 수 있으므로 유의한다.

원데이필 관리 후 쉬트로 만든 수딩 마스크팩을 1회/일 이상 최소 5일간 사용하면 각질 탈락도 부드럽게 이루어지고, 피부 회복에 도움이 된다.

Q2 관리 후 피부가 붉어지는 현상이 나타나는 이유는 무엇인가?
세포증식이 활성화되기 위해서는 세포호흡에 필요한 산소와 영양분을 충분히 공급해 주어야 한다. 많은 산소와 영양분을 조직 세포에게 공급해주기 위해 혈류량이 증가하게 되는 것이다. 그러므로 피부의 모세혈관에 공급되는 혈류량이 평소보다 증가하여 붉어지는 현상이 나타난다.
그러나 시간이 지나면서 혈류량이 일정하게 되면 개인의 차에 따라 몇 분 또는 몇 시간 내에 붉은 현상은 사라진다. 관리 이후 진정을 해주는 수딩마스크를 20~30분 이용하면 붉어진 현상은 많이 가라앉는다

Q3 원데이필 관리 후 붓고 따끔거리는 반응이 나타날 수도 있나?
관리 후 최소 12시간 정도는 따끔거림을 느낀다.
따끔거리는 증상은, 관리 후 스피큘이 피부 표면에 박혀있는 상태고 이를 건드리면 느끼는 증상이다. 12시간 정도 시간이 지나면서 서서히 사라지고 24시간 경과하면 이 증상은 없어진다.

Q4 1Daypeel 관리 후 피부색이 어두워지는 이유는 무엇인가?
탈락되는 각질량이 부위마다 조금씩 다르기 때문이다.

관리 후 2-3일이 지나면 각질 탈락이 시작된다. 떨어져 나가기 직전의 각질은 사(死)세포이기 때문에 거칠고 어두운 색을 띠게 된다. 3-5일 이후 각질세포들이 탈락되고 나면, 기저층에서부터 새롭게 재생된 각질 세포들이 표피를 차지하면서 깨끗하고 밝은 피부로 변화하게 된다.

Q5 건조하고 간지러운 원인은 무엇인가?

각질형성 세포의 활성화로 인해 유발되는 수분 부족 현상 때문이다.

관리 이후 피부장벽을 형성해주는 각질 세포들 간 지질의 다중층과 각질세포의 분해가 일어나면서 수분보유능력이 감소하게 된 것이다.

표피 수분손실(TEWL transepidermal water loss)이 증가하고 피부 건조증이 유발되면서 간지러운 증상이 일어나게 된다 특히 알레르기성 피부 및 순환기 장애를 가진 사람에게 자주 나타나는 현상으로 참을 수 있으면 좋으나, 심하게 가려우면 알레르기 약 (예: 지르텍)을 드시면 가라앉는다.

물이 자주 마시면서(1리터/일 이상), 쉬트 마스크팩과 수분크림을 발라주면 도움이 된다.

Q6 1Daypeel 관리 후 피부표면이 갈라지는 현상이 생긴다.

자연스런 현상이다.

경 표피 수분손실이 증가하면서 각질세포들 간에 해리가 일어나

갈라지고 각질에 공기가 함유되어 희게 일어나 보인다. 관리 후 2-3일의 시간이 지나면 각질세포의 박리가 일어난다.

입주위에서부터 시작하여 볼 - 코 - 이마로 확산되어 전체적으로 각질세포들이 일어나게 된다. 표피 기저층에서 새로운 세포들이 재생되어 각질세포들을 밀고 올라오면서 각질세포들이 탈락되어지는 자연스런 과정이다. 아주 노화된 피부나 특이 체질은 각질이 일어나지 않을 수도 있으나 1Daypeel 효과는 유효하며 2~3회 더 관리하면 각질탈락 현상이 발생하며 눈에 띄는 효과가 있다.

Q7 1Daypeel에 의한 색소침착이 일어날 수 있나?

관리자가 과도하게 관리를 하였을 때와 고객이 홈케어 시 주의사항을 지키지 않았을 때 발생할 수 있다.

관리자 : 피부 조직이 얇은 부위를 강한 압력으로 시간을 길게 두고 무리한 자극을 주었을 때 피부에 손상을 주거나 염증성 반응을 일으킬 수 있다. 이러한 경우 색소침착이 일어날 수 있다. 매우 흔한 경우는 아니지만 대부분의 경우 1-2개월 이내에 소실되는 경향을 보이나 일부는 지속적으로 남아있기도 한다.

⇒ 얼굴을 기준으로 하였을 때 1Daypeel 관리 시간은 15~20분이 적당하며, 마른 상태에서 관리하시면 색소침착이 될 수 있으므로 주의해야 한다.

고객 : 관리 이후 자외선에 장시간 노출되거나 뜨거운 열과 물리적인 압력을 주어 피부에 자극을 주는 경우이다. 떨어져 나간 각질세포들로 인해 피부는 보호막의 기능이 저하 되어있다. 피부

장벽의 보호기능이 일시적으로 상실된 상태에서 외부로부터 자극을 받게 되면 피부는 피부를 보호하기 위해 자체 내에서 멜라닌형성세포를 자극하여 멜라닌색소를 합성하게 된다. 그러므로 주의사항을 잘 엄수해야 한다.

Q8 1Daypeel 관리 후 색소침착이 되었을 때 어떻게 대처해야 하나?

저자극 타입의 클렌져인 오투버블폼으로 세안하고 보습 집중 케어가 필요하다.
홈케어 화장품을 아침, 저녁으로 바르고 재생크림을 충분히 도포한다.
관리자는 1주에 2번씩 환자를 방문하게 하고, 지속적인 관리로 2주 정도 후에 색소침착을 완화, 개선시킬 수 있다.
1Daypeel 홈케어 제품을 권장하는 것이 좋다. 1Daypeel 관리 외에도 MTS, 레이저, IPL과 같은 극단적인 피부 관련 관리 후에도 적용하는 천연 화장품이다.

Q9 관리 후 이마나 뺨 등에 좁쌀처럼 오돌도돌한 것이 올라온다.

피부 속에 잠재된 노폐물이 빠져나오면서 올라오는 명현현상이다. 재생관리 후 2-4주정도 지나면 자연발생적으로 사라진다. 2차~3차 관리 후면 독소가 모두 배출되어 이런 현상이 더 이상 생기지 않는다.

Q10 목 주름개선을 위해 관리했는데 가렵다.

목 부위는 다른 부위의 조직에 비해 표피가 얇으며 진피가 두꺼워 붉음증이 오래가고 가려움이 더 오래 동반되기도 한다. 원데이필에 의한 가려움은 피부 내 자가 면역반응 일종의 현상이다. 가려운 부위를 긁어서 붉은 상태로 유지하게 되면 색소침착이 될 수 있으므로 반드시 면 옷을 착용하도록 하고, 1Daypeel을 바디에 관리 받은 이후에는 피톤치드바디밤 사용을 권장한다.. 가려움증이 심하면 항 알러지 약품(예:지르텍)을 복용하도록 권해도 좋다.

Q11 1Daypeel 관리 후 각질 탈락이 언제 일어나는가?

1Daypeel 관리 후 세포재생에 의한 각질탈락은 3~5일, 아주 심한 노화 피부는 일주일이상 걸릴 수 있으며 각질탈락이 이루어지지 않을 수도 있다. 이런 경우에는 3~5회 정도 관리하시게 되면 눈에 띄는 효과를 볼 수 있다. 각질탈락이 피부개선의 선행조건이 아니며, 재생 효과가 우선이다.

일반적인 경우 각질세포는 표피의 기저층에서 생성되어 세포 분열을 반복적으로 하면서 각질층으로 밀려 올라가는데 14~20일이 걸리고 각질층에서 때로 떨어져 나가는 기간이 14~20일 소요된다. 이렇게 해서 평균 39일을 주기로 늙은 세포는 떨어져 나가고 젊은 세포가 생성된다. 이러한 신진대사를 턴 오버(turn over)현상이라고 한다.

일반적으로 기저층에서 생성된 세포가 각질층에 도달하여 떨어져 나가는 데 걸리는 기간은 14-28일이다. 젊었을 때는 보통 (22-25세) 17-28일 정도에서 세포가 만들어지지만, 나이가 들면서 새로운 세포의 생성이 늦어지고 세포의 교체주기가 늦어진다. 즉 20대 여성의 경우 각질층 세포 교체가 2-3주 간격으로 이루어지는데 비해 40대가 되면 1.5 배로 늦어지고, 80대가 되면 2배로 (교체주기가 평균 50-60일 이상) 늦어진다.

턴 오버가 부드럽게 행해지고 있으면 세포가 규칙적으로 나란히 배열되면서 피부는 아름답게 유지된다. 그러나 턴 오버의 리듬이 무너지면 세포가 불규칙하게 되어 피부가 거칠어지고 각질층이 불안정하게 되어 보습력이나 방어 작용이 저하되고 외부 자극을 쉽게 받으므로 피부염을 일으키게 된다. 결과적으로 노화를 앞당기게 한다.

Q12 1Daypeel 이후 재생관리 전까지 홈케어 할 때 주의사항은 무엇인가?

1. 관리를 한 당일부터~24시간 동안은 물 세안 대신 스킨을 화장솜으로 가볍게 닦아낸다.
2. 가려울 때 긁으면 안 된다. 가려운 부위에 카밍언더커버크림을 퍼프에 묻혀 두드려 준다.
3. 각질이 일어났을 때 문지르거나 떼어내서는 안된다. 색소침착 우려가 높기 때문이다.
4. 재생이 끝날 때까지(최소4주) 강한 자외선, 열, 사우나, 찜질방, 골프 등은 피한다.

5. 피부에 영양을 주는 것뿐만 아니라 섭취하는 것도 매우 중요
   한다. 비타민C와 수분공급을 충분히 해준다.
재생관리를 하는 동안에도 집중적으로 영양공급을 해주어 1Daypeel의 효과를 지속시킬 수 있게 해준다.

Q13 여드름흉터와 자국들이 1Daypeel 관리를 하면 없어질까?

지속적으로 여러 번 관리를 하면 효과는 확실히 있다.

여드름이 아물면서 붉은 자국을 남기는 경우가 꽤 많다. 염증이 심했거나 자주 재발하는 경우에 특히 그렇다. 대개 시간이 흐르면 저절로 색깔이 흐려져서 대개 1~2개월만 지나도 훨씬 보기에 좋다. 하지만 자외선에 많이 노출된 분들은 붉은 색이 정상 색깔로 돌아가기 전에 거무스름한 색으로 변하게 된다. 멜라닌 색소가 진피에 쌓이기 때문에 이러한 색소침착도 시간이 흐르면 정상화될 수 있기는 하지만 자외선 노출을 피하고 미백제품을 바르고 여드름이 다시 재발하지 않도록 주의할 필요가 있다.

그리고 자외선 노출이 별로 없었다 하더라도 여드름에 손을 많이 대면 혈관이 터지면서 적혈구들이 피부에 쌓이고 이러한 붉은 자국이 아물면서 일시적으로 색소침착 현상을 보이게 된다. 이런 경우 역시 시간이 흐르면 좋아질 수 있다. 이러한 울긋불긋하거나 거뭇거뭇한 여드름 자국들은 색 변화가 주로 있을 뿐이며 피부가 파이는 흉터와는 구분된다.

경미한 여드름 자국의 경우는 자외선 차단을 잘 하면서 기다리거나 1daypeel 1회정도로도 큰 효과를 볼 수 있다. 그러나 여드

름 흉터는 훨씬 강한 관리가 필요하다는 점에서 차이가 있다. 여드름이 면포 상태에서 치료되면 대개 별 흔적이 남지 않다. 하지만 염증이나 농포가 있는 상태에서 손톱이나 청결하지 못한 기구로 자가 치료를 하면 거의 대개 자국이나 흉터가 남는다. 자가 치료는 염증만 더 키우는 경우가 많아 피부의 손상이 커지고 손톱으로 피부를 잡아 뜯는 경우엔 당연히 깊게 파이게 된다. 남들보다 자국이나 흉터가 잘 생기는 피부인 경우, 얼굴에 손대는 습관이 있는 경우가 많다. 당연히 피해야 한다. 여드름 흉터는 1Daypeel 관리를 3회 이상 하여 흉터부위 피부세포들을 떨어져 나가게 하면서 지속적으로 재생을 유도하여 완화시킬 수 있다.
여드름 자국이나 흉터를 관찰하시고 심한 경우 5회 이상, 일반적인 경우 3-4회 를 2주 간격으로 관리를 권장한다. 고객의 피부에 맞게 관리 계획을 세우면 좋다.

Q14 여드름 흉터가 주로 턱 쪽에 딱딱하게 튀어나와 있는데, 어떻게 하나?

거즈를 이용하여 1Daypeel을 여드름 흉터에 직접 침투시키시고 10여분정도 집중적으로 눌러서 흔들어 주시면 부드러워진다. 후처리는 기존 1Daypeel 후 처리 방법과 동일하다. 1Daypeel은 부분관리에 널리 사용할 수 있다. (코 주변 블랙헤드 등)

Q15 약식(Soft 1Daypeel)으로 관리를 자주해도 되나?

피부는 재생능력이 워낙 뛰어나서 약식 1Daypeel 관리를 했을 경우 대개 1회 관리 후 1주 정도만 지나면 다시 원래 정도의 두께를 회복하게 되어 재 관리를 받을 수 있다. 약식 1Daypeel의 경우 1주에 1회 정도 4주정도 관리를 받는 것이 보통이며, 피부가 말끔 해지면 시간을 조절하여 2주 간격으로 한 번씩 유지 차원에서 1Daypeel을 받는 것이 좋다.

대개 관리 후 일상생활에 지장이 없다.

약식 1Daypeel은 피부가 칙칙하며 탄력이 없어 처져 있거나 모공이 막혀 있는 분들에게 유용하다. 여드름 피부의 경우 주 효과는 모공을 막고 있는 각질을 효과적으로 제거함으로써 여드름이나 피지가 모공을 잘 빠져나오게 도와주고 향후 여드름을 예방하는 것이다.

약식 관리는 원데이필 사용량을 정상분의 1/2 이하로 사용하기 때문에, 각질층을 큰 자극 없이 벗겨 냄으로써 칙칙한 피부 톤이 맑아지며 피부 결이 완만 해진다. 바쁜 직장인들에게 soft 1Daypeel은 필수적인 아이템이다.

Q16 1Daypeel을 자주하면 피부가 얇아져서 민감성 피부로 바뀌지는 않나?

전혀 걱정할 필요 없다.

1Daypeel 관리를 자주하면 처음에는 괜찮다가 언젠가는 피부가 너무 얇아져 문제가 되지 않을까 하는 생각을 하시는 분들이 있는데 전혀 근거가 없다. 피부는 살아있는 조직이기 때문이다. 대패질을 계속할수록 나무표면은 매끈해 지지만 결과적으로 나

무의 두께는 감소하는 것을 연상해서는 안된다. 각질로 떨어져 나가는 조직은 활동이 멈춘 사 세포들이며 속에서 계속 새로운 피부 조직들이 생성되어 올라오기 때문이다. 박피술을 일정한 간격으로 반복해서 관리하면, 처음에는 얇고 부실했던 피부가 나중에는 건강하고 두꺼워진다는 사실은 이미 논문으로 증명되어 있다. 1Daypeel은 피부 본연의 턴오버 주기를 회복시켜 주므로 피부를 정상화 시키고 더 건강하게 만들어 주는 것이다.

다만, 본인에게 적당한 1Daypeel과 관리간격은 정확한 피부식별과 충분한 상담이후 결정하시는 것이 좋다.

Q17 1Daypeel 관리 후 자외선을 피해야 하나?

자외선은 당연히 조심해야 한다.

1Daypeel 관리를 하게 되면 각질세포들이 탈락되면서 피부 방어막이 일시적으로 약한 상태가 된다. 이런 상태에서 자외선에 과다하게 노출이 되면 피부는 자체적으로 자신을 보호하기 위한 수단으로 피부 기저층에서 멜라닌을 합성하게 된다. 이는 미용상 색소침착이라는 문제가 되므로 관리가 후에는 자외선을 되도록 피해야 한다.

Q18 1Daypeel 관리로 바디관리를 할 수 있나?

당연히 가능하다. 하지만 원데이필 피크네와 같은 바디 전용 제품 사용을 추천한다.

피부 조직내 혈행을 촉진시켜 순환을 원활히 해주고 지방 및 셀룰라이트 분해 효과를 통해 비만관리 및 셀룰라이트 분해가 가능하며 진피 내 결합 조직의 합성을 통해 변성된 튼살 관리를 할 수 있다.

- 림프순환이 정체되고 독소와 노폐물이 축적되어 비대칭적으로 부어오른 부위
- 스트레스로 경직된 근육(오십견, 근육 뭉침 etc...)
- 과도한 사용으로 인해 통증이 있는 부위 등에 적용할 수 있다.

1Daypeel을 이용하여 바디를 관리할 때는 부위별로 일정한 간격의 시간을 두고 진행해야 한다. 1Daypeel이 침투하는 부위가 광범위할 때 따끔거림이나 가려움 증상도 넓게 작용하기 때문에 순차적으로 부위별로 나누어서 관리하는 것이 현명한다. 또한 바디 관리 후에도 진정단계를 충분히 두어야 한다.

제품으로 마무리를 한 후 거즈를 덧대거나 면 옷을 착용하여야 한다.

바디를 원데이필로 관리하면 반드시 전용 수분 크림(피톤치드바디밤)과 바디 전용팩을 사용할 것을 추천한다.

Q19 시간이 없는 직장인인데 피부가 거칠고, 칙칙하고, 건조한 경우 어떤 방법이 있을까?

1Daypeel을 4회로 나누어 부드럽게 약식 관리를 한다. 다음날 세안 가능하고 메이크업도 가능하다.

다른 방법으로는 피라 필링포유(Pira Peeling4U) 를 활용하면 매우 간편하면서 좋은 효과를 볼 수 있다.

Q20 뺨과 턱 주변에 하나씩 뾰루지가 생기더니 곪지도 않고 그대로 울긋불긋하게 잡티가 돼 버리고 짜면 짜는 데도 상처가 검게 남다. 1Daypeel을 하면 해결할 수 있나?

뺨으로 나는 것은 스트레스나 과로가 심한 사람은 간 심장에서 오르는 탁한 기운 때문이다. 턱으로 나는 것은 운행상으로는 소화기가 주관, 위치상으로는 자궁이 주관하는 부위이다. 그 부위의 얼굴이상은 소화기와 자궁에서 오르는 탁한 기운 때문이다. 소화기나 자궁을 맑고 깨끗하고 정기가 충만한 장기로 만들어야 한다. 이런 증상이 오래된 경우는 피부자체 치료를 겸하시게 된다.
1Daypeel을 조금 덜어 면봉을 이용하여 뾰루지나 트러블이 생긴 부분을 눌러서 흔들어주면 1Daypeel침투 되면서 트러블 생긴 부분이 녹아서 부드러워진다.
지속적으로 관리해주시면 개선될 수 있다.

Q21 기미가 있는 피부도 1Daypeel을 하면 깨끗해지나?

기미(melasma)는 얼굴에 생기는 갈색의 불규칙한 모양의 반점(색조는 황갈색에서부터 청회색까지 다양)으로 주로 양쪽 볼에 대칭적으로 발생하는 과색소성 피부질환이다. 기미는 여성에게 많이 생기며 백인보다는 동양인이나 히스패닉 계통의 인종에서 잘 생기는 경향이 있다.
기미는 한번 생기면 좀처럼 잘 없어지지 않다. 기미는 치료보다 예방에 주안점을 두어야 하며 많은 노력이 필요로 하기도 한다. 기미의 발병기전은 아직 한두 가지 원인으로 설명하는 것이 쉽지 않다.

기미의 원인을 몇 가지로 간단하게 정리해보면,

1) 여성호르몬: 여성호르몬의 분비가 왕성한 나이인 20~50대 여성에게 가장 흔한 사실로 미루어 여성 호르몬이 기미의 중요한 원인임을 알 수 있다. 특히 임신 때 기미가 심해지는 경우라면 임신을 유지하기 위해 이 시기에 평소 보다 수백 배 이상의 여성호르몬이 분비되기 때문에 염두 해야 하며, 여성 호르몬제로 구성되어 가임기 여성이 흔히 복용하는 먹는 피임약이 기미의 원인이 될 수도 있는데 흥미롭게도 이 경우는 피임약 복용을 중단하고 나서도 상당히 오랫동안 잘 안 없어지는 경향이 있다.

2) 자외선: 자외선은 비단 기미뿐 아니라 대부분의 색소성 피부질환에 중요한 악화요인이 된다. 이는 표피의 아래쪽에 위치한 멜라닌 세포가 자외선을 많이 쐬면 피부를 보호하기 위해 멜라닌 색소를 더 많이 만들어내기 때문에 햇볕을 많이 쬐면 기미환자의 표피와 진피에 멜라닌 색소들이 많이 만들어져 증상이 더 심해지게 된다.

3) 유전적요인: 기미 환자 가운데는 집안에 기미 환자가 많은 경우 즉, 기미의 가족력이 있는 경우가 많다. 따라서 유전적인 요인도 기미의 유발과 악화에 어느 정도 관여한다고 보고 있다.

그 외에 특별한 이유 없이 30~40대에 갑자기 기미가 발생한다면 여성호르몬이 과다하게 분비되는 난소종양이나 기타 내분비질환을 의심해 봐야 한다.

기미를 분류해보면 3가지 타입으로 나눌 수 있다.
- 표피형 기미(갈색): 색소가 강조되면 표피형(70%), 표피 멜라닌 세포 수는 정상, 표피 내 멜라닌 색소 증가
- 진피형 기미(청회색): 색소가 강조되지 않으면 진피형, 표피 멜라닌 세포 수는 정상, 진피 상부에 멜라닌 색소침착
- 복합형 기미: 표피형 기미와 진피형 기미의 두 가지 양상이 복합적으로 나타나는 경우

1Daypeel관리

1Daypeel을 관리할 경우 표피형 기미는 3회 정도 하고 나면 70-80% 호전될 수 있다. 그러나 진피형 기미는 상당한 시간과 노력이 필요하며 개선시키는데 한계가 있다. 복합형 기미인 경우에도 표피에 존재하는 색소는 완화시킬 수 있으나 진피형 기미는 뿌리가 깊이 남아있으므로 많은 개선효과를 기대하기가 어렵다.

또한 기미로 인한 색소문제인지 피부과적 질환인지 감별이 필요하다. 고객과 상담 시 색소 문제의 원인을 체크하고 전문의 진단 후 관리적인 차원에서만 관리하여야 한다.

다음과 같은 원인은 피부과 진단 후 1Daypeel을 관리하여야 한다.
1. 약물 - 화장품 유발 광독성 반응
2. 염증 후 과 색소 침착 (postinflammatory hyperpigmentation)
3. 오타 모반 (Ota nevus)

Q22 1Daypeel을 여름철에 해도 괜찮을까?

전혀 문제없다.
다만 1Daypeel 관리 이후 주의해야 할 사항 중, 자외선을 되도록 피하는 것이 색소세포를 자극하지 않기 때문에,
관리 이후 주의사항만 잘 지킨다면 계절과 시간에 관리를 제한 없이 받을 수 있다
자외선 차단제는 일상생활에서도 피부보호를 위해선 필수 아이템이다.

Q23 1Daypeel은 한 번의 관리로 효과적인가?

고객이 원하는 정도의 만족감은 고객의 상태를 정확히 파악하고, 상담하신 후에 결정하면 된다.
문제성피부일수록 1회 관리로도 확연한 효과를 얻으실 수 있다. 지속적 재생관리와 홈케어 화장품에 지속적인 사용 또한 매우 중요한다.
환자의 상태를 보고 관리의 회수를 정하여, 최상의 만족도를 위해서 피부 디자인 측면을 고려하길 추천한다.

Q24 1Daypeel 관리는 어떤 효과가 있나?

- 묶은 각질 제거에 탁월한 효과가 있다
- 피부결을 매끄럽고 부드럽게 해준다
- 피부의 탄력이 살아난다
- 리프팅 효과가 나타나 얼굴 윤곽을 정리해준다

- 안색을 맑고 투명하게 해준다
- 피지선에서 피지 분비량을 정상적으로 조절해준다
- 피부의 주름을 개선해 준다
- 피부의 보습 유지력이 증대된다.
- 여드름이 있는 피부에 적용 시 특히 만족도가 높다

Q25 1Daypeel은 사람마다 나타나는 효과가 다를 수 있나?

1. 일반적으로 1Daypeel의 관리방법에 따라 변화정도가 다를 수 있다.

피부 타입 : 성별, 부위, 피지선 밀도 등에 따라 스피큘의 침투 깊이가 달라진다.

관리자의 관리 방식에 따른 차이 : 누르는 힘, 도포량, 접촉 시간에 따라 침투 깊이가 달라진다.

2. 관리 후 피부재생능력도 개인차에 따라 다다.

재생능력은 피지선이 많을수록 강력하다. 피지선이 발달되지 않은 부위를 같은 압력과 시간을 두어 필링을 하게 되면 반흔이 형성될 수 있다. 과도한 필링이 되어 색소침착이 발생할 수도 있으므로 주의하셔야 한다.

3. 나이에 따라 다르다.

피지선은 남성호르몬의 자극이 필요하므로 사춘기 이전의 어린이의 경우 주의를 하여야 한다

4. 개인차가 있다.

피부에 기름기가 없는 건성인 경우 한 단계 약하게 조정하지 않

으면 착색, 반흔 형성이 잦게 나타난다. 건조하면서 예민한 피부인 경우는 지성피부보다 탈락되는 각질의 두께가 더 얇고 속도가 더 느릴 수 있다.

Q26 관리 후 목욕 수건을 사용해도 되나?

1Daypeel 관리 후 24시간 세안을 자제하는 것이 좋고, 볼 주변부터 이마까지 각질탈락이 시작되면 반신욕을 하며 땀을 충분히 낸 후 손으로 살살 밀어서 벗겨 내시는 것이 좋다.

관리후의 피부는 아주 연약한 아기 피부 상태이기 때문에 강한 충격을 주면 피부가 좁쌀처럼 돋아나며 색소침착이 될 수 있다. 단, 여드름 피부는 열감에 약하기 때문에, 반신욕보다는 일반 물세안을 통해 부드럽게 제거하는 것이 좋다.

Q27 부작용이 있을 수 있나?

1Daypeel은 안전성이 검증된 관리다, 하지만 아래와 같은 사례가 일어나는 경우가 있다. 하지만 대부분의 증상은 시간이 지나면 자연스럽게 가라 앉는다.

① 관리 후 붓는 경우
→ 심장이나 신장이 좋지 않아 평상시에 자고 일어나면 잘 붓는 사람
② 가렵기도 하고 좁쌀 알 같은 것이 얼굴 전체에 솟아나는 경우
→ 알레르기 피부를 가진 분으로 독소가 빠져나오는 현상
③ 수포가 생겨나는 경우
→ 너무 강하게 마사지하였을 경우

Q28 관리 후 바로 세안을 해도 괜찮은가?

원데이필에는 24시간동안 세안을 자제하라는 의미도 포함된다. 그 이유는 세안 시 박혀있는 스피큘이 물리적 자극에 의해 떨어져 나오는 것을 방지하기 위함이다. 바로 세안을 해도 효과에는 큰 차이는 없으나, 관리 시 표면에 미세한 스크렙이 일어날 경우 물이 접촉되면 염증을 유발할 수도 있고, 따끔거림을 통증으로 인식 할 수도 있다.

Q29 관리 후 화장을 해도 되나?

Alfays 홈케어와 카밍언더커버크림을 사용하며, 과도한 화장은 피하시면 좋다. 파우더나 셰도우 정도와 립스틱, 눈썹화장은 가능하다.

Alfays 카밍언더커버크림은 필링 후에 사용할 수 있도록 만든 제품이라, 사용을 적극 추천한다. 붉음중도 가려주면서 충분한 메이크업 효과를 볼 수 있다.

Q30 관리 후 기존의 사용하던 화장품을 사용해도 되나?

혹시라도 있을 부작용을 예방하는 차원에서, Alfays 홈케어 제품들을 사용하는 것을 권장한다.

원데이필 이후 피부는 매우 부드럽게 변하고, 맑아지는 경향이 있다. 민감성 피부를 비롯한 모든 피부 타입에 사용 가능하고, 자극이 적은 천연 화장품이다.

Q31 관리 후 4일이 지나도 벗겨지지 않는데 어떻게 해야 하나?

턴오버 주기가 정상보다 많이 늦어지거나, 면역력이나 순환계통이 약한 분, 건성 피부는 각질 탈락 느려질 수 있다. 이틀 정도의 시간이 더 경과될 수 있다.

어떤 경우에는 각질 탈락이 눈에 띄지 않을 수 있지만, 두번째 관리시에는 정상적으로 각질 탈락이 일어날 수 있다.

Q32 관리 후 당김 증상이 있는데 어떻게 하면 되나?

각질이 건조해지면서 얇게 벗겨지는 과정으로, 관리 후 함께 처방되는 씨위드스킨과 로즈캘러스앰플, 카밍언더 버크림을 많이 바르면 된다.

씨위드 스킨 〉로즈캘러스앰플 〉펩타이드수분크림 〉카밍언더 커버크림 순.

매일 저녁 쉬트마스크를 부착하여, 수분과 영양을 공급해주면 큰 도움이 된다.

Q33 관리 후 눈이 따가운데 왜 그런가?

관리 중 약초가 눈에 흘러 들어간 경우이다. 또 한 가지는 안구 질환이 있었던 분들의 명현반응으로 나타날 수 있다. 이 경우는 깨끗한 물로 눈을 씻어내면 된다. 천연 약초이기 때문에 전혀 걱정하지 않으셔도 된다.

관리 시 거즈에 토너를 적신다음 눈을 가린 후 관리하길 권장한다.

Q34 내 피부는 약한데 부작용이 없을까?

심한 악 건성 피부 및 예민하고 약한 피부라도 가능하다. 특히 겨울철 고통스러울 정도로 많이 당기는 피부에 좋다. 피부타입에 따라 1Daypeel관리의 강도를 조절한다.

Q35 내 피부는 알레르기 피부 (아무 화장품이나 사용하면 좁쌀알처럼 솟아나는 현상이 있는데)인데 관리를 받을 수 있나?

알레르기 피부도 면역력 저하에서 오는 증상이므로, 1Daypeel 관리를 하시면 건강하게 바뀌게 된다.
알레르기 피부도 2~3회 관리 후에는 건강한 피부로 된다.

Q36 반드시 폼 클렌징 제품을 사용해야 하는 이유는?

일명 뽀드득 세안이라 하여 비누 등으로 세안을 하게 되면 피부의 pH가 중성상태가 아니고 알칼리성 상태로 만들어 피부 트러블의 주원인이 될 수 있다.

Q37 토너의 베이스도 물인데, 물 세안을 금하는 이유는?

토너 속에는 천연 오일, 미네랄, 피부 진정 성분이 다량 함유되어 있다. 피부 진정 및 수분 공급에 도움을 준다. 세안할 때는 다량의 물을 사용하기 때문에 스크럽 등에 의한 염증 반응이 생길 수 있기 때문이다.
씨위드 스킨은 다량의 미네랄이 이온형태로 존재하는 특별한 기능의 미네랄 화장수이다.

Q38 1Daypeel 관리 후 피부재생이 완료되는 시기는 언제인가?

관리 후 3-5일이면 각질탈락이 이루어지고, 새로운 피부를 확인할 수 있다. 하지만 피부 재생은 약 2-3주간 계속 이루어지기 때문에, 관리 후 2-3주 후에 최상의 피부상태가 된다.

이 기간동안 충분히 피부를 관리하시고 피부타입별 전문제품을 사용하시면 효과가 좋고 오랫동안 유지된다.

Q39 1Daypeel 관리 및 각질 탈락 후 어떤 피부 변화가 있나?

각질 탈락 후 재생관리를 받으면 피부 색깔이 밝아지고, 약 10일 후에는 약간 어두워지는 현상이 나타날 수도 있으나 곧 사라지고, 깨끗한 피부상태를 확인할 수 있다.

Q40 1Daypeel 관리를 맨손으로 해도 관리자의 손에는 영향이 없나?

손바닥과 발바닥은 매우 강력하고 단단한 투명막이 있기 때문에 1Daypeel 관리자의 손에는 침투가 되지 않는다. 손바닥과 발바닥을 제외한 모든 부위 관리가 가능하다.

Q41 1Daypeel도 약초필링과 산필링과 같이 피부에 강한 스크럽을 주거나, 표피의 일부를 녹이는 것은 아닌가?

1Daypeel의 산성도는 중성이다. 피부 표면에 아무런 해를 주지 않다. 스피큘에 의한 자극을 유도하여 선 재생 후 각질탈락이 일어나기 때문에 매우 안전한 필링이다., 산 필링은 강한 산성분을

이용하여 표피를 녹여내는 방식이기 때문에 원데이필과는 차이가 크다.

Q42 여드름 피부의 경우 1Daypeel 관리를 몇 회 하는게 좋은가?

여드름 정도에 따라 다를 수 있으나, 화농성 여드름의 경우 4주 기간 주기로 3-4회 관리 시 확실한 효과를 볼 수 있다. 이 기간 동안 피부 재생관리를 위해 1daypeel 홈케어 제품을 병행할 경우 최상의 개선 효과를 볼 수 있다.

Q43 1Daypeel 관리 시 입에 들어가도 되는지?

1Daypeel은 천연 추출물로 구성되어 있어 섭취 시에도 해는 없다. 일부러 먹을 이유는 없다. 만일 입술 부위에 원데이필을 하면 순간적으로 선홍 빛 입술 색으로 변할 수 있다.

Q44 여성의 경우 생리주기와 어떤 관련이 있나?

생리 전보다는 후에 관리하는 것이 더욱 효과적이다. 생리 시 관리 부위에 어혈이 생기는 경우가 있다.
임신을 계획 중이거나 임신초기는 피하는 것이 바람직하다.

Q45 1Daypeel 관리는 모든 연령대에 가능한가?

1daypeel의 효과로 호르몬분비의 활성화가 일어난다. 따라서 사춘기를 지나지 않은 어린이에게는 관리를 안 하는 것이 좋다. 청소년의 여드름 관리는 가능하다.

Q46 1Daypeel관리 후 각질 탈락이 이루어지지 않고 죽은 각질이 그대로 붙어 떨어지지 않는다면?

원데이필 관리 후 노화가 많이 진행되어 표피의 각질층이 비정상적으로 두꺼워진 상태면 각질 탈락이 안될 수 있다. 이런 경우는 턴오버 주기가 매우 느려져 있고 각질층이 매우 두꺼운 상태면서 거칠고 건조하게 보인다. 하지만 스피큘이 정상적으로 피부에 자극을 주었다면 피부 변화는 생기게되고, 연속적으로 두번째 관리를 하면 대부분 각질 탈락이 이루어 진다.

그리고 원데이필 관리 시 너무 약하게 문지르거나, 적은 량을 사용할 경우 스피큘이 피부에 침투량이 극히 적을 경우에도 피부 변화가 없을 수 있다. 피부에 덜 침투되었기 때문이다. 간혹 원데이필 관리 시 고객이 너무 아프다고 이야기하면 관리자가 손끝에 압을 주지 않고 매우 약하게 눌러주는 경우가 있는데 이러한 경우는 통증이 감소되는 만큼 좋은 효과를 기대하기 어렵다.

Q47 붉음증(홍조)이 너무 심하고 더불어 부종이 발생한다

1Daypeel은 왕성한 혈액순환을 촉진시켜 신진대사를 활발히 하는 방법으로써 어느 정도 붉음증이 발생한다. 간혹 "부종이 생겨서 얼굴이 2배가 됐어요." 라고 말하는 경우도 있으나, 약간 붓는 정도의 부종인 경우가 대부분이다. 이것은 관리를 통해서 신진대사가 급격히 일어나고 이때 혈액순환 및 림프 순환이 원활히 이루어져야 하는데 그렇지 못한 경우와 신장의 기능이 약해질 경우 발생할 수 있다. 이때는 이뇨제를 복용하면 지나친 부종의

조직액이 배출된 후 다시 정상적인 필링 효과를 볼 수 있으니 크게 염려하지 않아도 된다.

Q48 관리 후 부종을 일으킬 수 있는 질환은?

아래와 같은 질환을 가지신 분들은 얼굴이 부어오를 수 있다.
① 신장질환으로 신증후군, 신부전
② 심장질환으로 울혈성 심부전
③ 간 질환으로 간 경화증
④ 당뇨병 초기
⑤ 갑상선 기능 저하증
⑥ 부신피질자극 호르몬을 생산하는 뇌하수체 종양 질환

이러한 질환을 갖고 있는 고객은 충분한 상담 후 결정하는 것이 좋다.

Q49 1Daypeel 관리를 하면 입 주변에 수포가 생길 수도 있나?

일반적으로 많이 피곤할 경우 입술주위에 헤르페스 포진이 잘 생기는 사람의 경우 발생한다.

1Daypeel은 신진대사를 빠르게 한다.

1Daypeel 관리를 하게 되면 대사 율이 증가하여 28일의 각질탈락주기(4-6주 정상인의 경우)를 단시간(2-5일) 내로 단축하게 된다. 세포재생이 원활해지면서 침의 반응에 대해 피부는 일종의 스트레스로 여기게 되고, 면역 기능이 저하되어 신경말단에 잠복해 있는 헤르페스 바이러스(HSV_herpes simplex virus)가 활성화 된다. 관

리 이후 HSV는 신경을 따라 피부로 확산 되고 특히 입술 주위와 턱선 부위에서 수포를 발생시킨다. 평소에 열, 일광, 정서적 스트레스, 과로, 생리 시 자주 발생하는 물집(단순포진 바이러스 HSV)은 1Daypeel관리 이후에도 나타날 수 있다. 휴식을 취하면 자연적으로 없어진다.

Q50 원데이필은 어디에서 받을 수 있나요? 집에서 혼자 할 수 있나?
원데이필은 필링의 한 방법으로 전문적인 지식과 경험이 있는 장소에서 관리를 받아야 한다. 본인의 피부 상태를 전문가에게 상담을 받아 상태를 체크한 후 강도, 횟수, 피부 변화별 대처 방안 등을 설명 들은 후 관리 받는 것을 추천한다.

만일 원데이필을 집에서 직접 하려면은 사전에 전문적인 교육을 받은 이후에 사용하기를 권장한다.

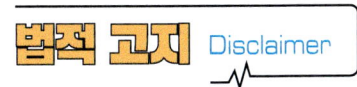 Disclaimer

본 책에서 다루는 스피큘 테라피(Spicule Therapy) 및 관련 제품(1Day-peel 등)은 질병의 진단, 치료, 경감, 처치 또는 예방을 목적으로 하는 의료 행위가 아닌, 피부의 청결, 미화 및 건강 증진을 위한 미용 관리의 일종임을 명확히 밝힙니다.

스피큘 테라피는 피부에 미세한 자극을 주어 자연적인 재생을 유도하는 전문적인 피부 관리 기술로, 그 효과와 안전성은 사용량, 시술 강도, 개인의 피부 상태 및 건강 상태에 따라 다르게 나타날 수 있습니다. 따라서 본 책의 내용을 특정 질환에 대한 치료 목적으로 오인하여 사용해서는 안 되며, 피부 질환이 있거나 건강상 문제가 있는 경우에는 반드시 전문가 또는 의료진과 충분한 상담 후 관리 여부를 결정해야 합니다.

특히 스피큘 테라피는 전문가의 지식과 경험이 필요한 기술이므로, 자가 관리를 시도할 경우 부적절한 사용으로 인해 피부 손상, 감염, 색소 침착 등의 부작용이 발생할 위험이 있습니다. 그러므로 원데이필과 같은 전문가용 제품은 반드시 전문적인 교육을 받은 후 사용하시기를 강력히 권장합니다. 본 책은 스피큘 테라피에 대한 정보 제공을 목적으로 하며, 자가 관리로 인해 발생할 수 있는 모든 문제에 대한 책임은 사용자 본인에게 있음을 알려드립니다.

찾아보기

1Daypeel	111, 191, 200, 205	PDRN	72
AHA	64, 84, 87, 98	PHA	85
Alex Cosmetic	99	SPF(Sun Protection Factor)	66
BHA	64, 85	Tartaric Acid	87
Citric Acid	87	TCA	85, 98
CO2레이져	70, 92	가려움증	133, 193
Dr.Schramm	99	가슴 여드름	156
Er:YAG 레이져	70, 91	각질 탈락	135, 136, 196
Glycolic Acid	87	각질세포	23
Herbal Peel	99	각질연화	145, 157
HIFU	71	각질제거	64, 165
IPL(Intense Pulsed Light)	90	각질층	18
Lactic Acid	87	각질형성세포	17, 20, 23
Malic Acid	87	각질화 과정	18, 19
Nd:YGG 레이져	91	각질화 촉진	21
Odland Body	129	감각 수용체	43
p16INK4A	54	감각기능	43
p53	39, 54	건조함	133
PA(Protection for UVA)	66	고주파	71

과립층	18
과색소침착	88
관리순서	145, 157, 168
관리주기	153
광노화 메커니즘	60
광노화	58
교원섬유	29
규소순환(Silicon Cycle)	116
그람양성간균	149
글리콜릭산	87
금잔화 추출물(칼렌듈라)	103
기모근	34
기미	92, 203, 205
기저층	17
기질	29
내인성 노화	53
노화로 인한 주름	75
다이아몬드 필링	89
닭살	42
대식세포	31
더마필홈	177, 179
두피 노화방지	168
두피 트러블	167
두피와 피부	162
두피필링	164, 168, 170
등드름	156
딥클렌징	81
따끔거림	131, 192
땀 분비	42
땀샘	35
랑게르한스세포	24, 40
레이저 관리	70
레이저 박피술	90
로리크린	21
루피니소체	43
류콘형	120
리주란 힐러	72
마이스너소체	43
마이크로바이옴	164
마이크로바이옴	24, 40
망상층	28
메르켈 원반	43
멜라닌	25
멜라토닌	69
멜리사	105
모공	76
모공축소	143
모공확장	77, 132
모근	34
모낭 각화 이상	150
모낭(Hair Folicle)	34, 162
모링가 오일	95
모발 성장	166
모발	162

모세혈관 확장	92, 192	브라이트닝	140
무궁화 추출물	104	비박피성 레이져	70
문신제거	92	비침습적 관리	70
물광주사	72	비타민D 합성	45
물리적 박피술	89	산스크리트어	96
미생물 방어	40	산필링	84
미세약초침 골편	102	산화 스트레스	57
미세약초침 주요성분 효능	103	상피세포 함입	37
미세약초침	101	색소침착	60, 156, 194, 195
미세염증반응	129	서양꿀풀	105
미셀(Micelle)	83	석회해면류	121
미토콘드리아	56	섬유아 세포	28, 31
미토콘드리아	69	세라마이드	24
박피성 레이져	70	세포 노화	53
박피술	73, 80	세포 분화	129
밤 클렌징	82	세포간 지질	23
배설기능	44	소프트 필링	90
백봉령	97	쇠뜨기 풀	103
백지(구릿대뿌리)	97	수면 부족	62
베타카로틴	67	수포	215
베타하이드록시산	64	슈라멕 그린필	107
벽돌과 회반죽	22, 23	스쿠알렌	35
보톡스	71	스킨 부스터	72
보통 해면류	122	스킨 브라이트닝	110
보툴리눔톡신	71	스킨케어	64
보호기능	38	스트레스 관리	68
부종	133, 215	스트레스	63

스피큘	116, 123, 152, 174	오메가-3	68
스피큘테라피 효능효과	140	오일 클렌징	82
스피큘테라피	74, 111, 128, 187, 191	오타모반	92, 205
시콘형	119	올리브 오일	98
실비아 잎	104	올페이즈	146, 158
심츌 박피술	86	왁스 에스테르	35
아미노 필링	86	외인성 노화	58
아스콘형	118	우브탄(Ubtans)	96
아스타잔틴	67	운동 부족	63
아포크린선	36	원데이필 관리주기	139
안면 거상술	73	원데이필	111, 138, 177
안면 홍조	92	유극층	18
안토시아닌	67	유두층	26
알라딘 필링	109	유두하층	27
알파하이드록시산	64	육방해면류	122
어붐야그레이져	91	이소플라본	67
에스테틱 필링	80	인슐린 호르몬	54
에스트로겐	62	임플란팅 코스메틱	176
에크린선	36	임플란팅	146, 158, 169
엑소좀	72	자외선 A(UVA)	59, 66
엔도타인 리프트	73	자외선 B(UVB)	59, 66
엘라스틴	28, 70	자외선 차단	39
여드름 균	149	자외선(UV)	58
여드름 흉터	198, 199	자유신경종말	43
여드름	148	잡티완화	143
여드름균 증식	150	재생관리	197
연부조직	51	저색소침착	92

적색 멜라닌	25	케라토히알린 과립	20
제스너 필링	85, 88	케라틴	37
젤 클렌징	83	콜라겐	28, 70
조갑	37	콜레스테롤	35
조갑판	37	크라우제 소체	43
조기질	37	크리스탈 필링	89
주근깨	92	클렌징 브러시	84
주름 성형술	73	클렌징 워터	83
주름개선	196	클렌징 크림	83
주름이 생기는 이유	75	클렌징	64, 145, 157
주름형성	60	탄력섬유	29
주베룩	72	탈모예방	166
주석산	87	털(Hair)	33
중층 박피술	86	털세움 현상	34, 42
지루 피부염	20	텔로미어	54, 68
지방세포	31	투명층	18
진정마스크	146, 158	트리글리세라이드	35
진피 구성 성분	30	트리코히알린	21
진피	16, 26, 28	튼살	142
질경이 추출물(플란타고)	103	폴라보노이드	67
천궁	97	폴리페놀	67
천연보습인자(NMF)	21, 24	표지 지질	24
천연약초필링 원리	100	표층 박피술	86
천연약초필링 주요성분	100, 101	표피 탈락	19
천연약초필링	74, 94	표피	16
체온조절	41	프락셔널 레이져	71, 94
초음파	71	피라 필링4유	154

피부 건조	60
피부 구조	15
피부 노화 예방	63
피부 노화	51
피부 두께	14
피부 면적	14
피부 부속 기관	33
피부 상태 측정	154
피부 생태계	40
피부 역할	38
피부 장벽	21, 112, 163
피부결 개선	143
피지 분비량	132
피지 분비선	77
피지선	35, 162
피치니소체	43
피하조직	16, 31, 32
피하지방층	31
필라그린	21
필러	72
필링	80
필링포유	177, 179
하마멜리스	104
하이드롤라이즈 스폰지	175
항균펩타이드	40
해면(Spicule)	116
혈관조절	41
혈액순환 촉진	168
혐기성	149
호로파(트리고넬라)	105
홍조현상	132, 214
화학적 박피술	87
활성산소	56, 60
회전율(Cell Turnover)	98
흡수율 증대	168

자연에서 찾은 피부 회복의 비밀 스피큘 테라피

1판 1쇄 인쇄   2025년 11월 01일
1판 1쇄 발행   2025년 11월 06일
저   자   조창묵
발 행 인   이범만
발 행 처   **21세기사** (제406-2004-00015호)
          경기도 파주시 산남로 72-16 (10882)
          Tel. 031-942-7861   Fax. 031-942-7864
          E-mail : 21cbook@naver.com
          Home-page : www.21cbook.co.kr
          ISBN 979-11-6833-187-7

정가 25,000원

이 책의 일부 혹은 전체 내용을 무단 복사, 복제, 전재하는 것은 저작권법에 저촉됩니다.
저작권법 제136조(권리의침해죄)1항에 따라 침해한 자는 5년 이하의 징역 또는 5천만원 이하의 벌금에 처하거나 이를 병과(倂科)할 수 있습니다. 파본이나 잘못된 책은 교환해 드립니다.